神经科住院医师
临床实践手册

主编　韩　翔　李　刚
主审　董　强　汪　昕

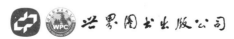

世界图书出版公司

上海·西安·北京·广州

图书在版编目(CIP)数据

神经科住院医师临床实践手册 / 韩翔,李刚主编
.—上海:上海世界图书出版公司,2022.9
ISBN 978-7-5192-9641-4

Ⅰ.①神… Ⅱ.①韩… ②李… Ⅲ.①神经系统疾病
-诊疗-手册 Ⅳ.①R741-62

中国版本图书馆CIP数据核字(2022)第115020号

书　　名	神经科住院医师临床实践手册	
	Shenjingke Zhuyuan Yishi Linchuang Shijian Shouce	
主　　编	韩　翔　李　刚	
责任编辑	芮晴舟	
封面设计	袁　力	
出版发行	上海世界图书出版公司	
地　　址	上海市广中路88号9-10楼	
邮　　编	200083	
网　　址	http://www.wpcsh.com	
经　　销	新华书店	
印　　刷	江阴金马印刷有限公司	
开　　本	787 mm× 1092 mm　1/32	
印　　张	4.625	
字　　数	100千字	
版　　次	2022年9月第1版　　2022年9月第1次印刷	
书　　号	ISBN 978-7-5192-9641-4 / R · 626	
定　　价	50.00元	

编者名单

主　编　韩　翔　李　刚

副主编　汤伟军　庄冬晓　王惠英　徐　昳

编　者（按姓氏笔画排序）

丁　晶　方　堃　　冯国栋　刘振洋

杨仕林　吴　斐　　吴丹红　吴洵昳

余　纯　张书凡　张包静子　陈明泉

俞　海　唐一麟　　葛　炎　韩　燕

主　审　董　强　汪　昕

审　校　陈明泉　任　彦　孙一睿　王英伟

前 言

这是一本"基础"的神经科住院医师临床实践手册,本书主要面向神经内科青年医师及规培医师,精炼了神经科住院医师在临床工作中可能遇到的常见病的诊疗方案及临床问题的解决方法,使青年医师在临床实践中可以快速从书中寻找到问题的答案。

目前全国各省市均有条不紊地开展了住院医师规范化培训,该培训是医学生毕业后医学教育的重要组成部分,其着力于提高我国住院医师的临床水平和医疗服务质量,是我国医疗体制改革的重要举措之一。医学教育全球化的发展对住院医师规范化培训也提出了更高的要求,随着医学的发展,以及检验、检查手段的不断更新,神经科的疾病谱、诊疗观念也在不断地更新中,现已出版的相关培训书籍大部分以病例分析为主,可以很好地训练年轻医师的临床诊疗思维,但是青年医师在日常工作过程中很难随时从中查找到具体问题的解决方法。

基于这个出发点,上海市医学会神经内科专科分会发起组织神经内科、神经外科、重症医学科,以及影像科的众多专家,从指导临床应用的角度出发,系统地编写了这本给神经科青年医师的"临床实践手册"。

本书综合并精炼了神经科常见病及多发病（如急性脑血管病、运动障碍、认知障碍、脱髓鞘疾病、自身免疫性脑炎、肌肉疾病等）最新的诊治指南，总结了各疾病的诊疗常规、常见问题和特殊问题的处理方案。同时，归纳了神经科常见操作的操作指南。希望能够通过该书，使神经科青年医师在临床工作过程中，遇到临床常见问题时，可以快速、方便且准确地从书中查找到解决方法，提高神经科医师的诊疗规范及诊疗水平。

感谢世界图书出版上海有限公司编辑们一丝不苟的工作，感谢各位专家、教授在繁重的医教研工作之余，抽出时间参与本书的编写，感谢上海市医学会神经内科专科分会不遗余力地支持本书的出版工作，最终让本书能够及时地与读者朋友们见面。

鉴于篇幅及本书"简洁、实用"的出发点，本书无法面面俱到地涵盖到神经科更深层次的专业知识以及少见疾病，在编写中如有纰漏，望读者朋友们能够不吝指正。

上海市医学会神经内科专科分会主任委员

上海市医学会神经内科专科分会候任主任委员

2021 年 10 月

目 录

第 一 章

快速参考条目

一、多发卒中

- 高凝状态
- 静脉窦血栓
- 可逆性脑血管收缩综合征（RCVS）
- 心内膜炎
- 系统性血管炎：白塞病、肉芽肿性多血管炎、嗜酸性肉芽肿性多血管炎、冷球蛋白血症等
- 风湿疾病：系统性红斑狼疮、抗磷脂抗体综合征
- 感染：梅毒、Lyme病（罕见）、结核、带状疱疹病毒、巨细胞病毒
- 血管内淋巴瘤
- 其他：肉瘤、Susac综合征、CADASIL、烟雾病、MELAS
- 原发性中枢系统血管炎

二、发作性疾病

- TIA（肢体抖动）
- 短暂性全面遗忘（TGA，24 h内，仅顺行性遗忘）
- 焦虑，精神性
- 偏头痛

－发作性睡病
－运动障碍疾病（肌张力障碍）
－癫痫发作
－晕厥（惊厥样）
－中毒/代谢

三、白质损害为主的疾病

－可逆性后部脑病综合征（PRES）
－感染：病毒（西尼罗河病毒、日本脑炎、狂犬病毒、东方马脑炎、进行性多灶性白质脑病、HIV感染），结核，脓肿
－肿瘤：胶质瘤、中枢淋巴瘤
－脱髓鞘疾病：MS、ADEM、急性出血性白质脑炎、NMOSD
－遗传性脱髓鞘疾病：肾上腺脑白质营养不良、MELAS、Tay–Sach病、Leigh综合征
－中毒/代谢：韦尼克脑病、渗透性脱髓鞘、肝豆状核变性、海洛因脑病（"追龙"）、甲醇、丁酸、法布里病、基底核钙化症（Fahr病）、甲氨蝶呤导致的白质脑病
－血管：微血管病、静脉窦血栓、Susac综合征（胼胝体中央病灶）、CADASIL、中枢神经系统血管炎

四、不能忽视的头痛

－巨细胞动脉炎
－静脉窦血栓
－可逆性脑血管收缩综合征（RCVS）

– 蛛网膜下腔出血

– 脑出血

– 脑膜炎

– 可逆性后部脑病综合征（PRES）

– 假脑瘤

五、视神经病变主要类型

– 视神经炎

- MS 相关视神经炎

- NMO 视神经炎

- MOG 视神经炎

- 结缔组织病相关视神经炎

- 结节病

- 特发性

- 其他

– 血管性病变（如动脉炎性/非动脉炎性缺血性视神经病变）

– 感染性视神经（如梅毒）

– 遗传性视神经疾病（如Leber）

– 中毒性视神经病变（如乙胺丁醇、甲醇）

– 压迫性或浸润性视神经病变（如视神经鞘脑膜瘤、垂体瘤、白血病浸润）

– 颅高压所致视乳头水肿

– 放射性视神经病变

第二章
日常工作流程

一、每天早上回顾

1. 夜班交班内容。

2. 重要生命体征（包括颅内压等）和出入液量。

3. 药物和滴速（镇静/加压/降压药）。

4. 实验室结果、影像、微生物、脑电图数据。

5. 遥测数据或心电图。

6. 日常：确认每个患者有（适当的）预防深静脉血栓、呼吸机相关性肺炎、胃肠道疾病等措施。

7. 做神经系统专科和全身的体格检查。参见"昏迷测试"。对于卒中患者，建议每天评估NIHSS评分。

8. 更新记录（更新夜班事件、检查和诊治计划中的变化）。

二、查房

1. 住院医师汇报夜班事件，重要的生命体征、出入液量和静脉用药、实验室结果（通常汇报你认为重要的）、微生物、影像、脑电图等。

2. 主治医师组织各级医师对病例进行分析，制订下一步诊疗计划。

三、入院指令

（一）一般情况下

1. 如果可能的话，在到达的时候确定入院状态。

2. 尽快开始饮食/鼻饲，如果不确定患者是否需要在上午进行检查或手术，请保持禁食。

3. 如果患者插管
- 留置胃管（必要时腹部平片确认）。
- 进行保护性约束。
- 确保镇静（通常是使用丙泊酚）。

4. 如果患者能配合（哪怕是一点点），予以物理治疗/作业治疗/言语-语言训练。

（二）常规用药情况下

1. 测定钾、镁、钙和磷酸盐，测定血常规、肝肾功能电解质、心肌酶谱、凝血功能等其他的常规指标。

2. 如果禁食，使用胃肠道药物。

3. 如果有任何的急性肾功能损伤/慢性肾脏病（需评估蛋白尿急低蛋白血症等高凝因素，经肾内科评估按需使用抗凝药物），有深静脉血栓及高凝风险

实验室备忘录

1. 如果用异丙酚——查甘油三酯、淀粉酶/脂肪酶、肌酶

2. 如果用抗癫痫药——查血药浓度

3. 如果休克——查乳酸、动脉血气，有中央通路者查 SvO_2

4. 如果气管插管——定期查动脉血气及胸片

的使用肝素,除非有严重的出血风险。

四、病史书写

1. 按照常规病史录入要求,入院 8 h 内完成首次病程录,入院 24 h 内完善入院记录。

2. 首次病程录、主治查房、主任查房分析中要求进行定位及定性分析,首次病程录,主治查房中疾病鉴别诊断内容不能完全相同。

3. 脑梗死、脑出血患者请采用标准化病史模板,符合临床路径(会有提示框,根据提示框上内容进行选择)进入相应路径,并完成有关量表评分。

五、出院准备工作

1. 出院前完成出院小结,并请患者或家属签名,确保患者及家属理解出院医嘱中的内容,特别是药物的使用及随访安排。

2. 提交病史首页。

3. 患者结账后更新病史首页费用部分并打印。

4. 打印病史、检验报告单、医嘱单。

5. 确保医嘱中已执行的检查报告完整。

6. 在病史中住院医师签字部分完成签字。

7. 值班时间收治的住院患者。

8. 完成交接班内容并打印出来签字。确认新的实验室、微生物、支气管镜等检查结果。

第一节 脑电图仪操作流程

一、材料

1. 脑电图连接套装（电极板、导电线、连接线、头皮磨砂膏、导电膏、固定头套）。

2. 必要时可将移动脑电图放大器固定于机器上。

二、操作步骤（具体见不同系统说明书）

1. 将各电极连接线插入电极板上对应孔中。其中一根连接地线，一根连接参考。

2. 按照国际标准10-20系统安装电极。注意分开头发，电极紧贴头皮，定位标准。磨砂膏擦拭定位点头皮，用导电膏固定电极予定位点，胶布固定。确认连接无误后给患者戴固定头套。

3. 打开癫痫监测办公室电脑主机。

4. 打开System Plus Evolution软件，鼠标单击"New图标"，在弹出菜单中输入患者信息（输入姓名、出生日期及住院号）。

5. 输入完成后点击开始按钮，脑电图开始采集。

注意：如果出现对话框：Please attach a headbox

before starting a new study. Headbox：“bio-logic”，请检查连接放大器的连接线。

6. 若各导联连接无误，波形平稳，先点击录像机按钮，调整好视频角度，保证视频中可显示患者全身，再点击保存按钮，开始存盘录制。

7. 在脑电记录本上登记患者姓名、年龄、住院号、诊断。

8. 脑电图记录结束后，直接单击记录按钮停止记录，然后点击屏幕右上角×按钮关闭窗口。关闭后正常关机即可，待屏幕熄灭后方可断开电源线。

9. 脑电图回放：双击数据库中的病例即可打开图谱。可使用鼠标滚轮进行前进或后退，也可以使用键盘上的左右箭头进行控制。单击键盘空格键可以自动播放脑电图。点击“Montage键”可以切换导联，点击“Note键”可进行打标。

三、注意事项

1. 嘱患者夜间独自睡眠，家属不可同时睡在床上。

2. 注意床帘，不可遮挡视频。

3. 若夜间有发作，嘱患者或家属掀开被子并记录时间。

4. 与值班医师交班，注意电极及网线有无脱落。

第二节　腰穿（LP）

一、材料

1. 腰穿包/手术帽。

2. 无菌手套/口罩。

3. 脑脊液管。

4. 安尔碘。

5. 利多卡因。

二、何时需要在腰穿前进行头颅CT(询问所有ICU患者)

1. 年龄＞60岁。

2. 免疫抑制。

3. 明确CNS病灶。

4. 1周内有过癫痫发作。

5. 意识水平异常。

6. 神经系统查体有局灶性体征。

7. 体检发现有视乳头水肿。

三、腰穿的绝对禁忌证

1. 后颅窝占位。

2. 生命体征不稳。

3. 凝血功能障碍。

4. 脊髓栓系综合征。

5. 穿刺皮肤感染。

四、风险

疼痛、出血、感染、不适、神经根损伤、腰穿后头痛、脑疝、死亡。

五、小技巧

1. 血液污染纠正蛋白浓度：减去 1 mg/dL 的蛋白每 1×10^{12}/L 红细胞，但这个纠正方法只在同一管被用于测定蛋白及细胞数时才准确。

2. 纠正白细胞计数（在有创伤时）：每 750 个红细胞减去 1 个白细胞。

3. 如果初始压力大于 40 cmH$_2$O：放回针心，不要引流液体。这和脑疝风险紧密相关。

4. 如果流出缓慢：旋转针或者微量前进或后退，前进需要放入针芯。

六、步骤

1. 体位至关重要！花些时间弯曲患者的膝盖，含胸，使脊柱最大程度弯曲。

2. 摆好体位后，花些时间通过髂嵴水平和正中线找到 L3—L4 间隙。

3. 用碘伏消毒，消毒范围为穿刺点上下各一个椎间隙，每次消毒范围不得超过前 1 次消毒范围。

4. 将无菌敷料放在患者下方，打开腰穿包，戴上无菌手套，从无菌包内打开包裹，铺无菌洞巾，使 L3—L4 椎间隙可见。

5. 整理腰穿包内物品：打开所有管子，检查测压计和收集管，检查腰穿针，让助手打开利多卡因，术者用 5 mL 针抽吸麻药。

6. 用 5 mL 针麻醉患者。记得在每次注射利多卡因前回抽针栓以确定针头不在动静脉内。可先皮肤浸润麻醉，然后垂直进针进行皮下组织及肌肉麻醉。

7. 再次确定穿刺点,插入腰穿针,斜面朝上。针平行于床面,向脐成角。前进直到有突破感(通过黄韧带时)。拔出针芯来观察有无脑脊液流出,但不要在没有针芯的时候继续前进(若碰到骨头可将腰穿针退回皮下,调整进针位置再次进针)。

8. 有脑脊液流出,证明在蛛网膜下腔时,拔出针芯,测量初始压力,若无测压管,可以数滴数。测压时请患者伸展下肢,患者的压力可能在正压通气时存在假性升高。

9. 收集脑脊液:根据需要检测项目留取脑脊液,一般最后一管送脑脊液常规(避免穿刺损伤影响脑脊液检查结果)。

10. 放回针芯,退出腰穿针,穿刺点碘伏消毒后辅料保护。

11. 大多数 ICU 患者会保持平躺,但对于能动的患者来说,保持平躺 3～6 h 能帮助减少腰穿后头痛。

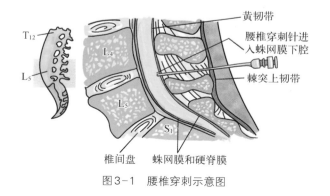

图 3-1 腰椎穿刺示意图

第四章
常见脑血管疾病及脑外伤

第一节 GCS评分及意识状态查体要点

一、GCS昏迷评分

通常而言,所有的ICU查体应包括意识状态、颅神经、运动反应和反射。GCS昏迷评分(表4-1和表4-2)是一个记录病情变化的简单及有效工具。

表4-1 GCS评分表

反 应	评 估	分 数
睁眼反应	正常睁眼	4
	呼唤睁眼	3
	刺痛睁眼	2
	无反应	1
言语反应	回答正确	5
	回答错误	4
	只能说出单词(不适当的)	3
	只能发音	2
	无反应	1
运动反应	遵嘱动作	6
	定位动作	5
	逃避动作	4
	肢体屈曲,去皮质姿势(图4-1)	3

（续表）

反　应	评　　　估	分　　数
运动反应	肢体过伸，去大脑姿势（图4-2）	2
	无反应	1

轻度脑损伤：13～15；中度脑损伤：9～12；重度脑损伤：3～8

- 真正的"定位"（有目的的活动）定义为：患者手臂向疼痛处活动。
- 逃避动作的典型表现：刺激中心部位时，手臂屈曲；刺激周围部位时，手逃离刺激部位。

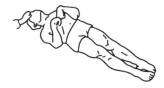

图4-1　去皮质姿势　　　　图4-2　去大脑姿势

表4-2　GCS评分不同分值代表的意义

GCS评分	昏迷程度
15分	意识清楚
13～14分	轻度意识障碍
9～12分	中度意识障碍
3～8分	重度意识障碍

二、意识状态查体要点

最好详细描述患者可以/不可以做什么。

1. 嗜睡：意识中度下降

2. 昏睡：需要强烈/持续

运动查体要点
中心刺激的方法

- 压眶
- 摩擦胸骨
- 挤压斜方肌

的刺激才能唤醒

　　3. 昏迷：强烈刺激不能唤醒

第二节　缺血性卒中

一、缺血性卒中血管影像学评估检查

　　传统的颅脑血管成像技术主要包括数字减影血管造影（DSA）、CT 血管成像（CTA）和磁共振血管成像（MRA、MRV），这些技术都是基于管腔的成像方法，主要通过血管狭窄情况评估脑血管病变的严重程度。对于部分脑血管病变，虽然表现均为管腔狭窄，但可能由不同病因所导致，如动脉粥样硬化、动脉炎、动脉夹层等原因，针对不同病因也有不同的治疗方案。现在高分辨率磁共振成像（HRMRI）技术的颅内血管壁成像（VW-MRI）已广泛应用于临床。

　　在高分辨磁共振影像表现中：

　　1. 动脉粥样硬化斑块的普遍特征——偏心、局灶性增厚。表现为 T1 高信号的斑块内出血在颅外颈动脉研究中被认为是不稳定斑块的重要特征，与急性缺血性卒中密切相关。

　　2. 中枢性血管炎——VW-MRI 所示的大多表现为血管壁弥漫、均匀、同心状增厚并强化。

　　3. 动脉夹层特异性征象——包括壁内血肿、内膜片和双腔征。VW-MRI 可以显示壁内血肿，表现为T1WI 高信号。此外，T2WI 和增强扫描可以显示内膜瓣,显示为偏心血管壁的强化。

4.静脉窦血栓形成——可看到静脉窦内有血栓影。

二、大脑动脉血管影像学及侧枝评估

见图4-3和图4-4。

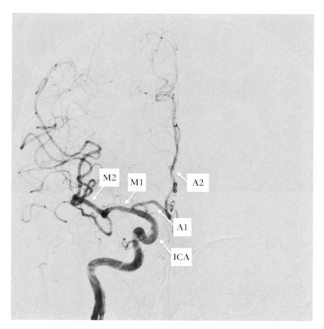

图4-3　颅内前循环解剖(DSA)

注:

M1:颈内动脉分叉至岛叶(包括外侧豆纹动脉分支)

M2:走行于岛叶,分成上干和下干

M3:岛盖部

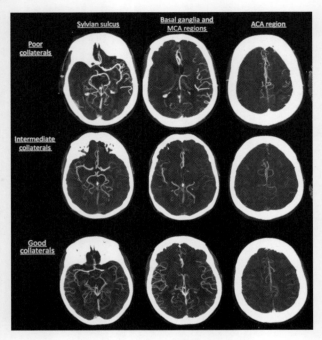

图4-4 侧枝评级

（Nambiar V, et al.［J］. American Journal of Neuroradiology, 2013, 35(5): 884.）

三、ASPECTS评分

1. ASPECTS评分：见图4-5。

2. 计算ASPECTS评分

（1）大脑中动脉供血区域（见图4-5）细分为10个区域（每个区域为1分）：M1、M2、M3、M4、M5、M6、尾状核（C）、豆状核（L）、岛叶（I）、内囊（IC）。

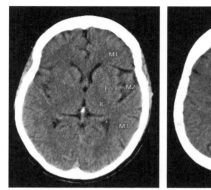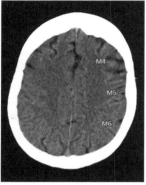

图4-5 ASPECTS评分(http://emedicine.medscape.com)

（2）评分横断面位于基底节和丘脑水平、基底节以上水平，若某个区域呈现早期缺血性改变，比如局部实质低密度或水肿，则总分减1分。正常头颅CT为10分。

四、缺血性卒中急性期管理

（一）急性缺血性卒中急救目标时间（min）

1. 疑似卒中患者到院至完成头颅CT平扫：< 25 min。

2. 开检查申请单（实验室检查及心电图）至检查完成：< 45 min。

3. 缺血性卒中患者到院至静脉用上rtPA时间（DNT）：< 60 min。

4. 申请介入团队评估至评估开始：< 2 h。

5. 急性缺血性卒中静脉溶栓时间窗："静脉溶栓

开始时间"必须在患者"最后正常时间"的4.5 h内。

(二)(急诊)住院医师职责

1. 呼叫后5 min到达。

2. 记录患者NIHSS评分(见本章第七节表7-14)。

3. 明确患者最后正常时间。

4. 评估静脉溶栓适应证和禁忌证(见19页)。

- 近期大手术史、口服抗凝药、脑出血病史(禁忌)。

- 收缩压＞185 mmHg(禁忌)。

- 测指末血糖(排除低血糖)。

5. 评估患者是否有血管内治疗指征(见20页)。

6. 与患者及其家属沟通静脉溶栓或其他治疗方法的风险和获益。

7. 静脉溶栓: 0.9 mg/kg,最大剂量90 mg;10%静脉团注(1 min),余下的90%静脉滴注(60 min)。

8. 若可静脉溶栓,血压控制在180/100 mmHg以下。

9. 注意血压的影响,收缩压在一定范围内不予干预,机体自身可自动调节:静脉溶栓患者收缩压低于185 mmHg,未静脉溶栓患者收缩压低于220 mmHg。

10. 对于溶栓患者,收入卒中单元进行监护。

11. 定期进行血压和神经功能检查,静脉溶栓治疗中及结束后2 h内,每15 min进行1次血压测量和神经功能评估。然后每30 min 1次,持续6 h;以后每小时1次直至溶栓治疗后24 h。

12. 溶栓患者如出现严重头痛、高血压、恶心或呕吐,或神经功能恶化、过敏反应,应立即停用溶栓药物并进行脑CT检查。

13. 鼻饲管、导尿管及动脉内侧压管在病情许可情况下应延迟安置。

14. 溶栓24 h后,复查头颅CT排除出血后根据病因给予抗凝或抗血小板治疗。

五、静脉溶栓评估

(一)适应证

急性缺血性卒中最后正常时间<4.5 h。

(二)静脉溶栓禁忌证

1. 最后正常时间至溶栓药物使用时间>4.5 h。

2. 颅内出血(包括脑实质出血、脑室内出血、蛛网膜下腔出血、硬膜下/外血肿等)。

3. 既往颅内出血史。

4. 近3个月内有头颅外伤史或卒中史。

5. 颅内肿瘤、巨大颅内动脉瘤。

6. 近期(3个月)有颅内或椎管内手术。

7. 近3周内有胃肠或泌尿系统出血。

8. 近2周内进行过大型外科手术。

9. 近1周内有在不易压迫止血部位的动脉穿刺史。

10. 活动性内脏出血。

11. 主动脉弓夹层。

12. 严重内科疾病,包括心、肝、肾衰竭。

13. 体检发现有活动性出血或外伤(如骨折)的证据。

14. 血糖 < 2.8 mmol/L 或 22.22 mmol/L。

15. 降压治疗后血压仍高于 180/100 mmHg（降压治疗时间超过静脉溶栓时间窗）。

16. CT 显示早期大面积病灶（超过 MCA 分布区的 1/3 或 ASPECTS 评分 < 5 分）。

17. 急性出血倾向，包括血小板计数低于 100×10^9/L 或其他情况。

18. 24 h 内结束过低分子肝素治疗。

19. 口服抗凝药物且 INR > 1.7 或 PT > 15 s。

20. 48 h 内使用凝血酶抑制剂或 Xa 因子抑制剂（部分新型抗凝药物可使用拮抗剂后进行溶栓治疗）。

（三）相对禁忌证（需详细评估患者溶栓风险及获益比，再做决策）

1. 严重的卒中（NIHSS > 25 分）。

2. 轻型非致残性卒中。

3. 惊厥发作后出现的神经功能损害（Todd's 麻痹）。

4. 近 3 个月内心肌梗死病史。

5. 孕产妇。

6. 痴呆。

7. 既往卒中史，既往疾病遗留较重神经功能残疾。

8. 未破裂且未经治疗的动静脉畸形，颅内小动脉瘤（< 10 mm）。

六、血管内治疗

（一）静脉溶栓与血管内治疗

1. 适合静脉阿替普酶溶栓的患者，即使考虑行机械取栓治疗,也应先给予静脉阿替普酶溶栓治疗。

2. 拟行机械取栓治疗的患者,不应等待静脉阿替普酶溶栓后的治疗效果。

3. 取栓手术技术目标是灌注达到mTICI 2b/3级,最大程度达到临床功能良好预后的可能。

(二)就诊——最后正常时间 < 6 h

1. 临床(必须全部符合)

(1) NIHSS ≥ 6。

(2) 最后正常至股动脉穿刺时间 ≤ 6 h。

(3) 年龄 ≥ 18 岁。

(4) 发病前mRS ≤ 1。

(5) 预期生存期 > 12 个月。

(6) 责任血管系颈内动脉或大脑中动脉M1段闭塞。

(7) ASPECTS评分 ≥ 6分。

(8) CTA提示责任血管重度狭窄或闭塞。

2. 影像学(必须全部符合)

(1) ICA 或 MCA M1 段闭塞。

(2) ASPECTS ≥ 6。

(三)就诊——最后正常时间 6 ~ 24 h

1. 距最后正常时间 6 ~ 16 h 的急性缺血性卒中患者,如果存在前循环大血管闭塞,且满足DAWN及DEFUSE 3研究的其他入选标准,推荐机械取栓。

2. 距最后正常时间 16 ~ 24 h 的急性缺血性卒中患者,如果存在前循环大血管闭塞,且满足DAWN研究的其他入选标准,机械取栓是合理的。

（1）DEFUSE 3试验（6～16 h）（表4-3）

－年龄18～90岁

－梗死核心＜70 mL

－NIHSS≥6

－Mismatch值≥1.8

－Mismatch体积≥15 mL

表4-3　DEFUSE 3

组	年　龄	NIHSS	梗死体积
A	≥80	≥10	≤20 mL
B	＜80	≥10	≤30 mL
C	＜80	≥20	31～50 mL

（2）DAWN试验（6～24 h）

－临床－影像不匹配（NIHSS－CTP/DW－MRI）

－影像学采用自动分析软件（RAPID, iSchemaView）

七、恶性脑水肿去骨瓣减压术

（一）可能获益人群——满足所有的State标准（表4-4）

1. 请神经外科急会诊。

2. 在要求的时间范围内准备去骨瓣减压术。

3. 收入NICU。

（二）早期去骨瓣或许能获益人群

年龄＜82岁且满足大部分但不是全部的State标准，若治疗团队均达成共识则进行去骨瓣减压术。

表4-4　State标准

因　素	State标准
评分	NIHSS 1a ≥ 1分或GCS ≤ 8分 NIHSS > 15(非优势半球)或NIHSS > 20(优势半球)
时间	距最后正常时间48 h内
年龄	≤ 60岁
梗死区域	梗死体积 > 150 cm³(计算方法为ABC/4)或梗死区域 > 50% MCA供血区域
预期生存期	神经内科主治医师或专科医师认为其预期生存期可接受

(三)不太可能从早期去骨瓣减压术获益人群

年龄 > 82岁,或存在终末期疾病,或存在脑疝表现——不进行去骨瓣减压术。

八、缺血性卒中收治入院及抗栓治疗

(一)入院诊断

需要通过询问病史和查体,完成以下几项评估:

1. 临床定位:OCSP分型(仅根据临床症状及神经系统定位进行分析)。

(1)完全前循环卒中(TAC):大脑高级功能障碍(如失语、失算)和同向视野损害,以及同侧的面部、上肢、下肢中至少两个部位的运动和(或)感觉障碍。

(2)腔隙性卒中(LAC):纯运动、纯感觉性、感觉运动性、共济失调轻偏瘫、构音障碍手笨拙综合征。

(3)部分前循环卒中(PAC):只表现完全前循

环中所列三项中的两项,或只表现大脑高级功能障碍,或较腔隙性梗塞中所规定的更局限的(如局限于一个肢体,或面部和手,但不是整个上肢)运动/感觉障碍。

(4)后循环卒中(POC):表现以下任意一项:同侧颅神经麻痹伴对侧运动和(或)感觉障碍;双侧运动和(或)感觉障碍;眼球会聚障碍;小脑症状不伴同侧的长束症状(如共济失调轻偏瘫)或单侧同向视野缺损。

2. 卒中危险评估:Essen评分(心源性脑栓塞的高危患者除外)、CHA2DS2-VASc评分(房颤患者适用)、ABCD2评分(TIA患者适用)。

3. 严重程度的评估:NIHSS评分(脑梗死患者适用)。

4. 主要诊断:要求包括① 神经系统定位或责任血管定位;② NIHSS;③ GCS;④ OSCP分型。

5. 次要诊断(如糖尿病,高血压等并发症)。

(二) 回顾

1. 头颅CT平扫和头颅MRI。

2. 血管影像学评估。

3. 确认是否接受抗血小板/抗凝/他汀/静脉溶栓/血管内治疗。

4. 心电图。

(三) 确认患者接受以下评估和治疗

1. 抗血小板/抗凝治疗(接受静脉溶栓除外)。

2. 调脂药物（他汀）。

3. 深静脉血栓预防（静脉溶栓患者24 h复查头颅CT后可启动药物预防）、胃肠道出血预防。

4. 必要时处理高血压、血糖、发热、便秘。

5. 卒中后抑郁可考虑氟西汀治疗。

6. 血压220/120 mmHg以下不给予降压治疗。

以下情况除外：肌钙蛋白升高，既往重度冠心病史、充血性心力衰竭、主动脉夹层、出血性转化，或者在静脉溶栓患者中（目标血压＜185/100 mmHg）。

（四）实验室检查

1. 血脂、空腹血糖、甲状腺功能、HbA1c、心肌酶谱、心肌标志物、基础代谢检查、凝血功能、肝功能、血常规，肾功能、电解质、粪隐血、同型半胱氨酸、细胞因子。

2. 若患者年龄＜50岁或不存在卒中危险因素：ESR、CRP、高凝状态相关检测、血管炎指标（ANA、dsDNA、RF、ANCA等）、肿瘤筛查，特殊感染。

3. 若怀疑患者高凝状态：高凝状态一系列检测包括以下两点。

－活化蛋白C抵抗性（反映了凝血因子 V Leiden突变）、蛋白C、蛋白S、AT Ⅲ、LA、PT、APTT。

肝素和低分子肝素影响： AT Ⅲ

华法林影响： 蛋白C和蛋白S

任何A/C影响： APC抵抗、DRRVT和磷脂依赖性

急性血栓栓塞影响： 蛋白S、蛋白C、AT Ⅲ

－可选：抗β2糖蛋白、抗心磷脂抗体、凝血酶原基因。

（五）常规辅助检查

1. 胸片（重症/发热/呛咳高度怀疑肺部感染患者直接做CT）、心电图。

2. 腹部B超（肝胆胰脾肾后腹膜）、泌尿系超声、甲状腺超声。

3. 颈部B超（颈部血管、双下肢深静脉B超）。

4. 头部CTA或MRA。

5. 颈部（包括主动脉弓）CTA。

6. 头颅MRI+DWI。

7. 头颅SWI。

8. Holter、心超（经胸超声心动图，高度怀疑心源性因素可行经食道超声心动图检查）。

9. 栓子监测（症状性颈内动脉狭窄患者）。

10. 发泡实验（疑似PFO患者或者原因不明的卒中患者）。

11. 脑血管高分辨磁共振（颅颈动脉筛查明确血管狭窄可针对血管狭窄部位，进一步完善该检查）。

12. 睡眠呼吸监测（怀疑睡眠呼吸暂停患者）。

（六）其他辅助

1. 认知功能检查：MMSE, MoCA等。

2. DSA：适用于需要介入且经济条件允许的患者。

（七）治疗原则

● 核心治疗

1. 抗凝：适用于反复 TIA、心源性栓塞、进展性卒中等（表4-5）。

2. 抗血小板聚集：适用于大部分缺血性卒中患者（无抗凝指征者），常用药有拜阿司匹林、氯吡格雷或西洛他唑等（表4-5）。

3. 降脂、稳定斑块：阿托伐他汀、瑞舒伐他汀、普罗布考、依折麦布等。

4. 控制血压：ARB、CCB等，脑梗急性期控制降压时注意保持脑灌注。

5. 控制血糖，控制尿酸，控制同型半胱氨酸。

● 辅助治疗

1. 必要时适度扩容（大血管病变者）：右旋糖酐40，羟乙基淀粉等。

2. 早期康复：病情稳定者发病48 h后即可行康复治疗。

3. 防治并发症：感染、电解质混乱、肝肾功能不全、心功能不全、消化道出血、深静脉血栓。

4. 营养支持治疗：如有频繁呛咳、易发生误吸者及不可自主进食者尽早留置胃管，予以肠内营养，同时辅以肠外营养。

（八）出院前病因诊断——改良的TOAST分型

1. 大动脉粥样硬化型（LAA）：临床症状或影像学检查提示任何一个重要血管或者皮质分支血管狭窄＞50%或闭塞，该狭窄或闭塞由动脉粥样

表 4-5　缺血性卒中抗血小板治疗及抗凝治疗

药　物	机　制	剂　量	临床试验/主要禁忌证/笔记
阿司匹林 停药后血小板抑制作用持续约10日	不可逆抑制血栓素A2合成=降低血小板聚集	81~325 mg口服，每日1次 常规剂量：100 mg口服，每日1次	CAST (Lancet 1997) IST (Lancet 1997)
氯吡格雷 停药后血小板抑制作用持续约5日	P2Y12 ADP拮抗剂	负荷剂量在不同试验中存在差异：300 mg或600 mg 常规剂量：75 mg口服，每日1次	CHANCE (NEJM 2013) SAMMPRIS (NEJM 2011)
双嘧达莫+阿司匹林 停药后血小板抑制作用持续约10日	磷酸二酯酶抑制剂	200 mg口服，每日2次	ESPS-2 (J Neurol Sci 1996) ESPRIT (Lancet 2006) 常因为头痛的不良反应限制其使用
华法林 半衰期：40 h	维生素K拮抗剂 (II, V, IV, IX, C,S因子)	目标INR 2~3	SPAF III (Lancet 1996) ACTIVE W (Lancet 2006)
普通肝素 半衰期：60~90 min	主要升高抗AT III水平，降低Xa水平	AF目标APTT 60~80 s；若无初始剂量，目标值通常降至50~70 s	IST (Lancet 1997)；可监测，若剂量过大，可用Xa抑制剂

（续表）

药 物	机 制	剂 量	临床试验/主要禁忌/笔记
低分子肝素 依诺肝素半衰期：4.5～7 h 磺达肝癸钠半衰期：17～21 h	主要升高AT Ⅲ水平，降低Ⅹa水平	依诺肝素：1 mg/kg皮下注射，每12 h 1次；磺达肝癸钠：2.5 mg皮下注射，每日1次	避免在慢性肾功能不全患者中使用，使用第4次4 h后监测，若剂量过大，可用Ⅹa抑制剂
达比加群 半衰期：12～17 h	直接凝血酶抑制剂	150 mg，每日2次；肌酐清除率：15～30 mL/min：75 mg口服，每日2次	避免在慢性肾功能不全者中使用 RE-LY (NEJM 2009)
利伐沙班 半衰期：5～13 h	Ⅹa因子抑制剂	20mg口服，每日1次（与晚饭同服）肌酐清除率：15～30 mL/min：15 mg口服，每日1次	避免在慢性肾功能不全患者中使用 ARISTOTLE (NEJM 2011)
阿哌沙班 半衰期：8～15 h	Ⅹa因子抑制剂	5 mg口服，每日2次 若存在以下任何两种情况：>80岁，<60kg，Cr>1.5：2.5mg口服，每日2次	未在慢性肾功能不全患者中研究 ROCKET－AF (NEJM 2011)
阿加曲班 半衰期：40～50 min	凝血酶抑制剂	开始2 d内，每日60 mg持续静脉滴注 其后5 d内，每日10 mg静脉滴注，每日2次	避免在严重肝功能不全患者中使用

硬化引起,需要有颈动脉超声获动脉造影证实有颅内外相应动脉狭窄 > 50%;临床症状包括大脑皮质的损害及脑干或小脑的功能障碍;既往有同一血管支配区的短暂性脑缺血发作、间歇性跛行、颈动脉杂音或脉搏减弱也支持临床诊断;皮质及小脑损失及脑干或大脑半球皮质下梗死在 CT 或 MRI 上显示直径应 > 1.5 cm;排除潜在的心源性栓塞的可能。

2. 心源性栓塞(CE):临床症状及影像学表现与大动脉粥样硬化性卒中相类似。至少有一个可能的心源性栓塞的证据。既往有 TIA 或卒中病史,且超过一个血管支配区或有全身性栓塞证据均支持心源性栓塞的临床诊断。应排除大动脉粥样硬化基础上的血栓形成或栓塞。具有中度风险的心源性栓塞的患者,没有任何引起卒中的其他原因,则归为可能的心源性栓塞。

3. 小动脉闭塞性或腔隙性卒中(SAO):具有典型的腔梗综合征表现,且无大脑皮质损害的证据。既往糖尿病或高血压病史支持此临床诊断。影像学检查正常,或有与临床表现相符的最大直径 < 1.5 cm 的脑干或半球皮质性梗死灶。无潜在的心源性栓塞证据,同侧颅外大血管无 > 50% 的狭窄。

4. 其他已知病因的卒中(SOE):指罕见病因所致卒中,如非动脉粥样硬化性血管病变、高凝状态或血液疾病。无论梗死病灶的大小或位置,其临床症状或影像学改变均为急性缺血性卒中的表现。相关检查提示有卒中罕见病因之一,并排除心源性或动脉粥样硬化性卒中的可能。

5.病因未明的卒中(SUE):有两种或两种以上的卒中已知病因;所有检查都是阴性结果而无明确病因;检查不充分、不完整,无法确定病因。

(九) 特别注意事项

1.如果静脉溶栓:非紧急情况下24 h内不留置导尿,不在不能压迫止血部位进行动脉穿刺。

2.如果静脉溶栓:若出现病情加重随时复查头颅CT,病情平稳状态下常规24 h后复查头颅CT平扫。

3.如果静脉溶栓:BP < 180/100 mmHg。

4.如果严重脑水肿:评估State标准(见表4-4)及高渗治疗的必要性。

> 注意:进展性卒中患者的病情变化迅速,需要及时发现、呼叫上级查看患者。

九、缺血性卒中主要临床试验

见表4-6到表4-10。

表 4-6　急性缺血性卒中——溶栓和血管内治疗

临床试验	试 验 设 计	主 要 研 究 发 现
NINDS (NEJM 1995)	卒中发病 3 h 内随机接受 tPA 治疗或安慰剂治疗	24 h 两组无差异。3 个月：tPA 治疗组居后良好的比例高于安慰剂组 12%；tPA 组：症状性出血比例 6.5%，无症状性出血比例 4%；安慰剂组，症状性出血比例 0.5%，无症状性出血比例 3%。在年龄 >70 岁，血糖 >400 mg/dL，NIHSS >25 的患者中更容易出现并发症
ECASS III (NEJM 2008)	卒中发病 3～4.5 h 内随机接受 tPA 治疗或安慰剂治疗，除外年龄 >80 岁，糖尿病合并卒中史，NIHSS >25 分	出血率在 tPA 治疗组合安慰剂组都很低。tPA 治疗获益是卒中发病 3 h 内 tPA 治疗获益的一半（mRS 0-1 患者比例较安慰剂组增加了 7% 和 13%）。3～4.5 h tPA FDA 未批准
PROACT II (JAMA 1999)	卒中发病 6 h 内血管影像学提示 MCA 闭塞的患者随机接受静脉肝素或动脉内尿激酶（溶栓）+ 肝素	再通率（TIMI 2 或 3）：尿激酶组 66%，对照组 18% 颅内出血率：尿激酶组 10%，对照组 2%。由于肝素并非卒中标准治疗，结果难以解读。但此研究做了以后的取栓试验铺垫
IMS III (NEJM 2013)	发病 3 h 内可静脉溶栓，同时 NIHSS ≥ 8 分（存在 MCA M1 血栓）或 NIHSS ≥ 10 分的患者，随机接受 tPA 治疗或 tPA+ 血管内治疗	最终试验由于血管内治疗未显现好处而提前终止该试验缺陷如下：选择性偏倚将可能预后良好的受试者从此实验中排除，仅 1/2 患者在 tPA 前完成了 CTA 检查，1/4 被随机化分组至血管内治疗的患者最终没有接受血管内治疗。NIHSS >19 的患者中其结果是阳性的，亚组分析中 tPA 组和血管内治疗组没有接受血管内治疗

（续表）

临床试验	试 验 设 计	主要研究发现
MR CLEAN (NEJM 2015)	急性前循环近端血管闭塞的卒中患者随机分配至标准治疗组（包括tPA）或标准治疗组+血管内治疗组（动脉溶栓+/-可回收支架）。血管内启动时间：发病6 h	首个证明血管内治疗有效性的临床试验。血管内治疗可使mRS 0~2的患者数目绝对值增加14%。两组在死亡率和症状性颅内出血率方面无差异
ESCAPE (NEJM 2015)	急性卒中患者随机分配至标准化治疗组或血管内治疗组（推荐使用可回收支架）。CT/CTA提示近端血管闭塞，小侧支循环以及中等/良好侧支循环。目标：CT至再灌注时间≤90 min	CT至再灌注中位时间为84 min，90 d mRS中位数：血管内治疗可使mRS 0~2，标准化治疗组为2，标准化治疗组为2。快速血管内治疗可使mRS 0~2的患者数目绝对值增加4，90 d死亡率绝对值增加23.7%，死亡率降低一半（血管内治疗组为10%，标准化治疗组为19%）
REVASCAT (NEJM 2015)	急性前循环近端血管闭塞的卒中患者随机分配至标准化治疗组（包括tPA）或标准治疗+血管内治疗（Solitaire支架）。血管内启动时间：发病8 h内	卒中发病至随机化中位时间：225 min 血管内治疗可使mRS 0~2的患者数目绝对值增加15.5%
EXTEND-IA (NEJM 2015)	发病4.5 h的急性前循环近端血管闭塞的卒中患者，且CTP所得梗死核心<70 mL的患者随机分配至TPA+IA组或tPA组。同时评估早期神经功能改善	卒中发病至启动血管内治疗中位时间为210 min，IA组80%，tPA组37%早期神经功能改善比例：血管内治疗可使mRS 0~2的患者数目绝对值增加31%

（续表）

临床试验	试　验　设　计	主要研究发现
DAWN TRIAL (NEJM 2017)	发病6～24 h, 急性 ICA/MCA M1 闭塞, 存在临床和影像学所提示, 至少<51 mL), 小于临床症状不匹配（梗死核心 NIHSS≥10分的卒中患者随机分配至血管内取栓组或药物治疗组	90 d, 日常生活活动（ADLs）依赖性比例相对值至减少73%。每治疗2名患者, 就有患者能降低残疾的程度。血管内治疗可使 mRS 0-2的患者数目绝对值增加35%
DEFUSE3 (NEJM 2018)	发病6～16 h, 大脑中动脉或颈内动脉近端闭塞的, 初始梗死面积<70 mL, 与缺血体积的比值在成像梗死体积≥1.8, 随机分配血管内治疗加标准药物治疗, 或单独标准药物治疗, 主要结果90 d mRS 评分	血管内治疗组患者90 d时 mRS 0-2患者比例更高（血管内治疗45% vs. 药物治疗17%）; 血管内治疗组90 d病死率为14%, 药物治疗组为26%; 两组患者症状性颅内出血和严重不良事件发生率无显著差异

表 4-7　高危 TIA/非致残性卒中

临床试验	试　验　设　计	主要研究发现
CHANCE	中国高危TIA患者（ABCD2>4分）或 NIHSS<4分的急性卒中患者随机分配至阿司匹林组（第1天: 300 mg/75 mg, 第2～21天: 75 mg）或阿司匹林+氯吡格雷组（第1天: 75 mg; 第2～21天: 300 mg, 第2～21天: 75 mg）	试验评估发病90 d结局。卒中发病24 h内给予氯吡格雷可使卒中风险绝对值降低3.5%（NNT=29）。生存曲线早期即发生偏离, 提示早期可能是早期氯吡格雷300 mg负荷剂量导致的差异

表4-8 严重的颅外血管病

临床试验	试验设计	主要研究发现
NASCET (NEJM 1991)	ICA颅外段狭窄程度70%～99%,年龄<80岁的患者随机分配至药物治疗组(阿司匹林300 mg+血脂/血压/血糖控制)或药物治疗+CEA	2年卒中复发率:药物治疗组26%,CEA组9%,术前并发症比例约为6%。NASCET Ⅱ表明CEA在ICA狭窄50%～69%的患者中也是有一定效果的。需注意在该试验阶段,他汀未广泛应用,且药物治疗方案未标准化
CREST (NEJM 2010)	症状性或无症状性颈动脉狭窄(测量方式多样,但两组患者颈动脉超声均提示狭窄程度>70%)患者随机分配至CEA组或CAS组。术前均给予双抗	两组在复合终点(卒中、死亡、心肌梗死)无差异;然而,CAS组围术期卒中发生率更高,而CEA患者心肌梗死发生率更高
CREST Ⅱ (入组中)	无症状性颈动脉狭窄(颈动脉超声提示狭窄程度>70%)患者随机分配至药物治疗+CEA/CAS组或单纯药物治疗组	仍在入组过程中,结果未知。此结果是重要的,因为现阶段无症状性颈动脉狭窄会因为临床势较给予介入治疗

表 4-9　重度颅内动脉狭窄

临床试验	试　验　设　计	主要研究发现
WASID (NEJM 2005)	近期发生 TIA 或非致残性卒中且颅内动脉狭窄程度 > 50% 的患者随机分配至华法林组或 1 300 mg 阿司匹林组	由于华法林组颅内出血增加而提前终止。亚组分析发现主要终点事件（不仅仅是卒中）发生率低；华法林组中达到治疗目的 INR 的患者卒中风险可能更低
SAMMPRIS (NEJM 2011)	近期发生 TIA 或非致残性卒中且颅内动脉狭窄程度 > 70% 的患者随机分配至药物治疗组或药物治疗 + 支架组	药物治疗：阿司匹林 325 mg+ 氯吡格雷 75 mg，持续 90 d+ 生活方式调整较支架可显著降低 1 年卒中发生率 通常不建议支架治疗；更倾向于双联抗血小板治疗
VISSIT (JAMA 2015)	30 d 内发生 TIA 或缺血性卒中的症状性颅内动脉狭窄（≥ 70%）患者，随机分配至球囊扩张支架 + 药物治疗组或药物单独药物治疗组	在有症状的颅内动脉狭窄患者中，使用球囊扩张支架与药物治疗相比，在同一区域增加卒中或 TIA 12 个月的风险，以及增加任何卒中或 TIA 30 d 的风险。这些发现不支持对有症状的颅内动脉狭窄患者使用球囊扩张支架

表4-10 恶性脑水肿

临床试验	试验设计	主要研究发现
DESTINY I & II / HAMLET/DECIMAL（Vahedi et al pooled analysis in Lancet 2007）	所有试验均将MCA闭塞卒中后出现恶性脑水肿的患者随机分配至去骨瓣减压术及硬脑膜成形术组（Destiny/Decimal：发病48 h; Hamlet：发病4 d）或保守治疗组	去骨瓣减压术增加存活率，但不改善致残率，在一些年轻患者中可能除外。因此，当劝同患者接受去骨瓣减压术时，我们应该清楚这是一个保命的手术，而不是一个改善功能的手术
SOC CRANI（非前瞻性随机试验）	N/A	小脑梗死后病情恶化的患者可从枕骨下颅骨切除术＋硬脑膜成形术中获益。在大型的病例研究中（Jauss M, J Neurology 1999），40%的小脑大面积梗死患者需要进行颅骨切除术；74%的患者预后良好。美国卒中协会将手术干预列为I级推荐，B级证据

第三节　脑　出　血

一、入院评估关注点

1. 确定收缩压 < 130～140 mmHg（特别是正在服用抗凝剂/抗血小板制剂或CTA出现点征的患者）。

2. 明确患者是否使用了可以获取的抗凝剂或者抗血小板制剂的逆转剂。

3. 患者头颅CT平扫或者头颅MRI读片＋发病6 h后影像学复查。

4. 评估患者的头颈血管影像学（排除血管畸形）。

5. 评估患者是否需要行血管造影（危险因素包括年轻/非典型性/不能解释的颅内出血），请DSA会诊。

6. 神经外科会诊/评估手术指征。

7. 如果考虑静脉窦血栓，评估是否需要行MRV或者颅内静脉高分辨磁共振增强。

8. 回顾心电图。

9. 监测患者生命体征，确定患者的血型筛查已送检。

二、特殊情况（rtPA相关的脑出血）

1. 如果溶栓过程中患者突发病情恶化，则需考虑rtPA相关的颅内出血的可能

（1）停用rtPA直至完成患者的头颅影像学评估。

（2）急查血常规，DIC。

（3）急查血型，交叉配血（如果出现系统性出血）。

2. 如果头颅CT平扫证实脑出血同时患者的纤维蛋白原水平偏低

（1）如果纤维蛋白原＜100，输注冷沉淀2袋，1 h后如果出血持续且纤维蛋白原＜100则再次输注冷沉淀2袋。

（2）可考虑使用氨基己酸注射液（抗纤制剂）5 g静脉注射（输注时间：15～30 min）。

（3）如果出血未控制且威胁生命：氨基己酸10 g输注（血栓形成风险非常高）。

三、脑淀粉样血管病变（CAA）的波士顿标准

（一）明确的CAA

完整的尸检显示脑叶、皮质或皮质－皮质下出血和严重的血管淀粉样物质沉积。

（二）病理学支持的高度怀疑的CAA

以清除的血肿或皮质活检标本作为病理组织检测并结合临床数据显示脑叶、皮质或皮质－皮质下出血并且仅有一定程度的血管淀粉样蛋白沉积。不一定为尸检证实。

（三）高度怀疑的CAA（缺乏病理学证据）

－ ≥55岁的患者。

－临床症状相符。

－ MRI显示存在其他出血原因无法解释的新旧不一、大小不等的多发性血肿。

（四）可能的CAA

－ ≥55岁的患者。

– 临床症状相符。

– MRI 显示存在：未合并其他出血原因的单发脑叶、皮质或皮质 – 皮质下出血，可能合并其他出血病因的多发性血肿，合并不典型部位的出血。

四、脑出血必要的血清学检验项目

1. 凝血功能、血常规、基础代谢检查、肝功能、肾功能、血型、尿液及血清毒理学检查。

2. 血糖评估，目标血糖值：< 10.28 mmol/L（185 mg/dL）。

五、确认脑出血患者已经开具如下医嘱

1. 若急诊室未行头颅 CT 复查，需要发病 6 h 后复查头颅 CT 平扫。

2. 降压治疗（推荐尼卡地平或者拉贝洛尔）。

3. 48 h 内不启动药物预防深静脉血栓。

4. 按需处理高血糖、高热、便秘、镇静及通气治疗。

5. 物理治疗/作业治疗/言语训练等康复治疗。

六、ICH 评分量表

1. GCS 评分

– 3～4——2分

颅内出血体积的估算

出血体积≈A（长）×B（宽）×C（层数）/4（如果层厚为 0.5 cm）

$-5 \sim 12$——1分

$-13 \sim 15$——0分

2. 血肿量

$- \geqslant 30 \text{ cm}^2$——1分

$- < 30 \text{ cm}^2$——0分

3. 血肿破入脑室

- 是——1分

- 否——0分

4. 血肿是否源自幕下

- 是——1分

- 否——0分

5. 患者年龄

$- \geqslant 80$ 岁——1分

$- < 80$ 岁——0分

6. ICH评分及30天病死率(估算)

- 0分——0

- 1分——13%

- 2分——26%

- 3分——72%

- 4分——97%

- 5分——100%

- 6分——100%

七、功能结局预测评分

1. 血肿量

$- < 30 \text{ cm}^2$——4分

$- 30 \sim 60 \text{ cm}^2$——2分

$- > 60 \text{ cm}^2$——0分

2. 患者年龄

　　－＜70——2分

　　－70～79——1分

　　－＞79——0分

3. 血肿位置

　　－脑叶——2分

　　－深部——1分

　　－幕下——0分

4. GCS评分

　　－≥9——2分

　　－＜9——0分

5. 出血前认知功能受损

　　－不存在——1分

　　－存在——0分

　　功能结局预测评分的不同分值,可以用于预测脑出血患者发病90天后的功能独立的百分比(表4-11)。

表4-11　90天后的功能独立百分比

得　　分	所　　有	幸　存　者
0～4	0	0
5～7	13%	29%
8	42%	48%
9～10	66%	75%
11	82%	95%

八、抗栓药物拮抗剂及脑出血相关研究

　　见表4-12和表4-13。

表4-12　常见抗血小板药物及抗凝药物逆转剂

药　物	逆转制剂及用法用量	备　注
阿司匹林，氯吡格雷，阿司匹林和缓释双嘧达莫	血小板：神经外科常推荐静脉输注血小板1单位，但其实这项治疗方法并不推荐。仅血小板<100或拟行手术未治疗的患者可酌情考虑输注	PATCH研究（Lancet 2016）显示接受血小板输注的患者致残比例更高，不推荐
华法林	若INR>1.5维生素K注射液10 mg，静脉注射新鲜冰冻血浆（10 mL/kg=3～5单位/70 kg）凝血酶原复合物（PCC）：INR 2至<4：25单位/kg，最大剂量2 500单位 INR 4～6：35单位/kg，最大剂量3 500单位	凝血酶原复合物包含肝素 如果患者患有肝素诱导的血小板减少症（HIT），禁用PCC 凝血酶原复合物使用后1 h复查INR
普通肝素	鱼精蛋白：预估每残留100单位普通肝素使用1 mg鱼精蛋白 禁用新鲜冰冻血浆（包含ATIII）	建议血液科会诊
低分子肝素	依诺肝素：每1 mg依诺肝素给予1 mg鱼精蛋白，最大剂量50 mg 禁用新鲜冰冻血浆（包含ATIII）	Fondapaurinax无逆转制剂 Andexanet也可作为依诺肝素的逆转制剂选择之一
达比加群	输注5.0 g艾达赛珠单抗	FDA已批准

（续表）

药　　物	逆转制剂及用法用量	备　注
利伐沙班	确定患者是否是在服药 7 h 以内 Andexanet：目前仍处于临床试验阶段，可给予静脉应用 如果不符合临床试验入组标准：建议使用止血剂，如氨基己酸注射液或凝血酶原复合物。建议血液科会诊	FDA 未批准
阿哌沙班	确定患者是否是在服药 7 h 以内 Andexanet：目前仍处于临床试验阶段，可予静脉应用 如果不符合临床试验入组标准： 建议使用止血剂，如氨基己酸注射液或凝血酶原复合物。建议血液科会诊	FDA 未批准
tPA	如果纤维蛋白原＜100：冷沉淀（2袋）；如果 1 h后仍然纤维蛋白原＜100，再次输注冷沉淀2袋，予氨基己酸注射液 5 g 静脉推注（输注时间：15～30 min）	

表4-13 脑出血相关临床研究

临床试验	临床试验设计	主要研究结论
INTERACT-2 (NEJM 2013)	发病6 h内,收缩压150~220 mmHg的脑出血患者被随机分配至强化降压组(1 h内降至目标将收缩压<140 mmHg)或指南推荐的收缩压管理在180 mmHg以下组	强化降压组患者的病死率和致残率低于指南推荐的血压管理组,但差异无统计学意义。66%的随机分配后的患者在降压1 h后并未达到收缩压控制目标值
ATACH-2 (NEJM 2016)	血肿体积<60 cm³,收缩压>180 mmHg且发病4~5 h的患者被随机分配至强化降压组(1 h内降至目标收缩压<140 mmHg)或指南推荐的收缩压管理至180 mmHg以下组	临床试验提前终止。需要注意的是>50%的患者基线GCS评分为15分。有12.2%的患者在降压2 h后并未达到收缩压控制目标值。在强化降压组第一个2 h的收缩压底值的平均值为129 mmHg,而在标准治疗组该平均值为141 mmHg
STICH II (Lancet 2012)	血肿面积在10~100 cm³,距离皮层≤1 cm且GCS评分>5分的无脑室内出血的患者被随机分配至早期血肿清除术联合药物治疗组或早期保守药物治疗组(后期可酌情手术治疗)	早期手术治疗组和初期保守治疗组总体并无统计学差异。仅预后不良组的患者显示出手术治疗的优势,但这并不代表手术无获益(在患者出现病情持续恶化的时候需要考虑手术治疗)。在中等量血肿的清醒患者中保守治疗可能是优选方案

第四节　脑静脉窦血栓形成（CVST）

一、临床高度怀疑CVST患者的判断

1. 患者有新发、持续难以缓解的头痛。

2. 没有明显卒中危险因素，却反复脑梗死发作。

3. 脑血管病伴有头痛、癫痫发作。

4. 以癫痫起病，CT或MRI怀疑脑血管病。

5. 脑膜炎治疗后头痛不缓解，腰穿压力一直高。

6. 皮质脑血管病，怀疑血管炎。

7. 脑叶出血，尤其双侧对称性的脑叶出血。

8. 深部基底节区对称性病变。

注意：

如果确诊了CVST，应完善病因筛查，并给予相应二级预防。

常见病因可有感染、妊娠、口服避孕药、高凝状态（原发或继发）、恶性肿瘤、合并风湿系统疾病、硬脑膜动静脉瘘等。

二、辅助检查

1. 头颅CT、头颅MRI及MRV（MRV建议增强），如果怀疑上矢状窦或横窦局部血栓可行高分辨MRI，必要时DSA。

2. 视力及眼底检查，眼底摄片（眼科会诊）。

3. 脑电图（有无痫性发作均要做，有些人癫痫可能在发病2周以后发作）。

三、实验室检查

1. 血常规、DIC全套(必须包括D-二聚体)、肿瘤标志物、甲状腺功能及抗体、血沉、CRP、自身抗体、同型半胱氨酸、HIV、RPR、TPPA。

2. 蛋白C、蛋白S、AT-Ⅲ、凝血Ⅶ因子、凝血Ⅷ因子。

3. 华法林相关基因(同位素实验室里面CYP2C9和VKORC1基因)。

4. 如果发现血小板增高,需要检查JAK-2等相关基因。

5. 腰穿检查(必做):测CSF压力、生化、常规、细菌涂片及培养、结核涂片及培养、真菌涂片及培养,脱落细胞(可选)。

6. 必要时基因检查。

第五节　颅脑外伤

一、入院关注点(同脑出血患者相似)

1. 收缩压 ≤ 140 mmHg,避免低血压发生。

2. 血管影像学评估(排除血管夹层)。

3. 预防性抗癫痫治疗:如无临床痫性发作,丙戊酸钠 500 mg,每日2次 × 7 d。

4. 如患者为非惊厥性癫痫持续状态的高风险患

密切监测患者血压、呼吸、心率等生命体征及瞳孔变化。

者,考虑予长程脑电图监测。

5. 处理颅高压。

6. 神经外科会诊,评估手术指征。

7. 评估是否有必要行有创性颅内压监测。

8. 早期行头颅MRI有助于诊断是否出现弥漫性轴索损伤。

二、颅脑外伤患者的特别关注点

1. 是否存在晕厥?

如存在,需要行动态心电图及心超检查。

2. 是否存在酒精依赖或酒精中毒?

如存在,可考虑给予苯巴比妥、劳拉西泮或右美托咪定镇静治疗。维生素 B_1,叶酸,多种维生素治疗。

3. 评估患者是否存在肝硬化?

若存在,可能会影响药物应用剂量。

4. 是否存在多发伤?

注意有无活动性出血。确保使用颈圈,建议多学科会诊。

5. 发现时是否为摔倒状态?

检查患者肌酸激酶水平,评估是否出现横纹肌溶解。

6. 评估是否存在阵发性交感神经高反应性(交感风暴)。

7. 评估是否存在发热?

误吸高风险,可应用低剂量的抗生素。

表4-14 颅脑外伤相关临床试验

临床试验	试验设计	主要研究结论
DECRA (NEJM 2011)	采用首选的2项治疗（包括高渗脱水治疗及脑室外引流EVD）后但颅内压仍>20 mmHg并持续15 min以上的患者被随机分配至双额叶去骨瓣减压术+药物治疗及单独药物治疗组[巴比妥类药物和（或）低温治疗]	6个月后，手术组的格拉斯哥预后评分较标准治疗组评分差。手术组有51例（70%）患者出现不良结局。标准治疗组有42例（51%）患者出现不良结局。事后分析显示当将瞳孔对光反应纳入调整后两组的统计学差异消失
RESCUE-ICP (NEJM 2016)	尽管采用药物保守治疗但颅内压仍>25 mmHg并持续1 h以上的患者被随机分配至去骨瓣减压术+药物治疗及单独药物治疗组（可加用巴比妥类药物）	手术组42.8%的患者有良好预后，药物治疗组有34.6%有良好预后（$p=0.12$）。去骨瓣减压术可降低病死率并目可降低难治性高颅压的发生率，但6个月后的格拉斯哥预后评分无统计学差异的改善
MRCCRASH (Lancet 2005)	10 000余发病8 h内的头颅外伤并目GCS评分≤14分的成年患者被随机分配成48 h静脉应用甲强龙组和安慰剂对照组	应用激素组的死亡风险均高于安慰剂对照组（25.7%相对于22.3%，$p<0.000\,1$）

（续表）

临床试验	试验设计	主要研究结论
BEST: TRIP (NEJM 2012)	评估严重颅脑外伤患者的颅内压监测是否可改善预后，324例GCS评分小于3～8的患者被随机分配至颅内压监测组或临床评估/影像学评估监测组	两组终点指标无显著差异。影像学-临床评估组患者的14天病死率为30%，颅内压监测组的14天病死率为21%（$P=0.18$）。6个月时的病死率分别为41%和39%（$P=0.60$），但需要注意的是临床-影像学评估组高渗盐水、甘露醇及过度通气的应用比例更高
Eurotherm3235 (NEJM 2015)	387例机械通气、镇静后ICP>20 mmHg的患者，Stage1: 亚低温（32～35℃）对照，Stage2: 渗透治疗，Stage3: 巴比妥、去骨瓣减压。主要终点是6个月GOS-E	对照组54%的患者，实验组44%的患者需要Stage3治疗，亚低温组6个月预后更差（OR 1.53 $p=0.04$）良好预后比例更低（26% vs. 37% $p=0.03$）
POLAR-RCT (JAMA 2018)	500例患者，预防性预防性维持低温33～35℃ 72 h～7 d	预防性亚低温不改善6个月预后

第六节　蛛网膜下腔出血（SAH）

一、入院诊断

需要通过询问病史和查体，完成以下几项评估。

1. 通过急诊头颅CT诊断SAH，同时CTA评估是否存在动脉瘤或非动脉瘤。

2. 意识评估：Hunt-Hess评分（表4-16）、WFNS分级（表4-17），GCS评分。

3. 影像学分级：Fisher分级（表4-18）。

4. 严重程度的评估：NIHSS评分（表4-15）。

二、接诊要点

1. 用药史，保留/停止抗血小板/抗凝药物。

2. 头颅CT平扫和血管影像。

3. 在动脉瘤情况稳定前保持血压平稳。

4. 计划进行颅内血管的血管造影。

5. 心电图。

6. 如果出现四脑室积血或脑室铸形，考虑脑室外引流。

7. 预防性使用丙戊酸钠直到动脉瘤稳定。

8. 静脉注射尼莫地平4～6 mL/h 使用14天后改为口服。

9. 对于所有Fisher 3级或SAH 4/5的患者，或有可疑非抽搐型癫痫患者，进行长时程脑电图检查。

10. 经颅多普勒超声（TCD）检查。

－诊断血管痉挛的标准：平均脑血流速度＞200 cm/s 或 Lindegaard 指数＞6。

－正常脑血流速度＜120 cm/s，对于脑血流速度＞120 cm/s 的患者，应密切监测。

11. 心脏超声。

三、每日评估原则

1. 保持容量、体温、血糖稳定。

2. 保持血钠正常：如果出现低钠血症，鉴别 SIADH 和脑耗盐综合征。在未排除脑盐耗综合征前避免限水，可考虑用3%氯化钠注射液或盐皮质激素治疗以保证容量正常。

3. 新发神经功能下降：立即 CT/CTA，通知同仁/神经手术团队。

4. 如果临床恶化和影像学怀疑迟发型脑缺血，开始补救治疗：

－诱导高血压、高血液稀释度及高容量治疗。

－通知血管内团队以备可能的直接治疗。

四、非动脉瘤相关的SAH鉴别诊断及流程

1. 怀疑脑血管淀粉样变，尤其是凸面SAH需行头颅SWI/增强MRV/PIB-PET。

2. 怀疑静脉血栓，需行头颅MRV增强或者MRV，头颅黑血增强（静脉窦）。

3. 怀疑动静脉瘘、可逆性脑血管收缩综合征，需行DSA筛查。

4. 怀疑可逆性后部白质脑病综合征，需行头颅

MRI平扫。

5. 怀疑动脉炎或者脑炎，可进一步行血沉、脑脊液等检测。

6. 怀疑肿瘤占位、感染、寄生虫或转移瘤，可反复腰椎穿刺行脑脊液病因学筛查。

五、治疗套餐

1. SAH患者特别需要关注以下几点。

（1）绝对卧床休息。

（2）静脉予以尼卡地平等钙通道阻滞剂或拉贝洛尔等β受体阻滞剂维持恰当的血压水平，防止血管痉挛。

（3）使用他汀类药物预防迟发性脑梗死。

（4）临床存在颅内压增高症状的患者可使用甘露醇、高渗盐水等渗透性脱水剂治疗。

2. 已破裂的动脉瘤，应该在72 h内完善DSA评估。

3. 临床存在意识障碍且影像学证实急性脑室积水的患者，应及时行脑室外引流治疗，亦可积极实施腰椎穿刺放脑脊液或持续腰大池引流治疗（有梗阻性脑积水导致的脑疝风险时，禁用腰大池引流）。

4. 出院小结需要备注

（1）若合并暂时不需要干预的动脉瘤，需要明确随访时间。

（2）若合并CVST，需要明确抗凝治疗的时间及随访方案。

第七节 脑血管病常用评分系统

表4-15 NIHSS评分

类 别	描 述	评分
1a 意识水平	0= 意识清醒 1= 嗜睡 2= 昏睡 3= 昏迷	
1b 提问 （月份/年龄）	0= 正确回答两个 1= 正确回答一个 2= 均回答错误	
1c 指令 （睁闭眼/松握拳）	0= 两个指令均正确 1= 一个指令正确 2= 两个指令均错误	
2 凝视	0= 正常 1= 部分凝视 2= 完全凝视	
3 视野缺损	0= 无视野缺损 1= 部分偏盲 2= 完全偏盲 3= 视野全部缺损	
4 面瘫	0= 正常 1= 轻度面瘫 2= 中度面瘫 3= 完全面瘫	
5a 上肢运动—左侧	0= 无漂移	左侧
5b 上肢运动—右侧	1= 漂移 2= 不能长时间抵抗重力 3= 完全不能抵抗重力 4= 无运动 X= 不稳定	右侧

（续表）

类　别	描　述	评分
6a 下肢运动—左侧	0=无漂移	左侧
6b 下肢运动—右侧	1=漂移 2=不能长时间抵抗重力 3=完全不能抵抗重力 4=无运动 X=不稳定	右侧
7 共济失调 （指鼻试验、跟膝胫试验）	0=无共济失调 1=一个肢体有共济失调 2=两个肢体有共济失调	
8 感觉（针刺觉）	0=正常 1=轻度感觉减退 2=重度感觉减退	
9 语言 （描述场景及命名）	0=无失语 1=轻到中度失语 2=重度失语 3=无发音	
10 构音障碍（使患者重复列出来的单词来评估语言清晰度）	0=正常 1=轻到中度构音障碍 2=重度构音障碍，几乎不能理解 X=气管插管或其他物理障碍不能发声	
11 忽视（双侧同时刺激来评估）	0=无忽视 1=部分忽视 2=完全忽视	

表4-16　Hunt-Hess评分

分　级	神经功能状态
1	无症状
2	严重头痛或颈项强直，无神经功能缺损
3	昏睡，极轻的神经功能缺损

（续表）

分　级	神经功能状态
4	昏迷，中—重度偏瘫
5	深昏迷，去大脑状态

表4-17　世界神经外科医生联盟（WFNS）分级

分级	GCS	运动缺损
1	15	无
2	13～14	无
3	13～14	有
4	7～12	有或无
5	＜7	有或无

表4-18　Fisher分级（影像学表现）

序号	表　　现
1	CT未见出血
2	CT发现弥散性出血，尚未形成血块，垂直面上厚度＜1 mm（大脑纵裂、岛池、环池）
3	较厚积血，垂直面上厚度＞1 mm（大脑纵裂、岛池、环池）或者水平面上（侧裂池、脚间池）
4	脑内血肿或脑室内积血，但基地池内无或有少量弥散性出血

第五章
癫痫及脑电图异常放电

第一节 癫痫诊疗常规

一、癫痫发作的分类

1. 局灶性发作

– 分为：意识清和意识损害。

– 分为：运动起源、非运动起源和局灶扩散为双侧强直阵挛发作。

- 局灶运动起源有强直、阵挛、肌阵挛，失张力，癫痫痉挛，自动症和过度运动。
- 局灶性非运动起源分为自主神经、行为抑制、认知、情绪和感觉的发作。

2. 全面性发作

– 全面性运动起源的发作有：强直、阵挛、肌阵挛、失张力、癫痫痉挛，强直-阵挛，肌阵挛-强直-阵挛，肌阵挛-失张力。

– 全面性非运动起源的发作有：典型失神、不典型失神、肌阵挛和眼睑肌阵挛。

– 未知起源的发作分为运动起源（强直-阵挛）和非运动起源（行为抑制）。

3. 有未分类的癫痫发作（如痴笑发作）。

二、癫痫发作的病因分类

遗传、结构、代谢、免疫、感染以及未知原因。

三、癫痫常规检查需要除外常见疾病

1. 心脏结构和电路的异常（常规和动态心电图、心超）。

2. 低血糖（空腹血糖和随机血糖，必要时内分泌科会诊）。

3. 其他神经内科疾病导致的癫痫发作（入院常规生化、免疫指标等检查）。

四、为明确癫痫的病因，按照癫痫发作和伴随的情况需要完善

1. 头颅 MRI 平扫及增强。

2. 海马 MRI 平扫及增强。

3. 腰穿（常规，生化，细胞学检查，生物源性检查，自身免疫性脑炎抗体，副肿瘤抗体等）。

五、常用抗癫痫药物

1. 广谱 ASMs：丙戊酸、左乙拉西坦、拉莫三嗪、托吡酯、唑尼沙胺。

2. 窄谱 ASMs：卡马西平、奥卡西平、苯巴比妥、苯妥英。

第二节　脑电图（EEG）

一、长时程脑电图

见表5-1。

表5-1　长时程脑电图监测的适应证

1. 意识状态改变	不充分的神经检查
惊厥性癫痫持续状态或痫性发作后正出现的唤醒困难 伴AMS的幕上脑损伤-特别是波动性的或超出比例的 无法解释的AMS不伴有已知中枢神经系统损伤	在发作风险很高的患者（低温治疗或ECMO）里需要约束 需要药物镇定（例如ICP或难治性癫痫持续状态）

2. 发作性事件	预　后
临床发作：运动发作、发作性自主神经发作、发作性颅内压增高 常规脑电图显示有周期性图形：全面性周期发作（GPDs）、局灶性周期发作（LPDs）等	特别是对于颅脑创伤、缺氧缺血性损伤、蛛网膜下腔出血 不良波形：等电位、爆发抑制、周期性波形、痫性发作 良好波形（高假阳性率）：连续性、对刺激有反应、睡眠波、自发波、变异型

1. 放电越频繁，"发作"的距离越近。<1 Hz的波形远比接近3 Hz的图形良性；

2. 管理——重要的是确定脑电图异常放电是否和癫痫有临床关联。

–如果是：给予抗癫痫药是合理的

–如果否：

（1）回顾是否存在急性代谢异常需要纠正，特别是全面性周期发作（GPDs）时。

（2）考虑潜在的病因：IICs表现（特别是局灶性周期发作）更可能和年轻、最近有癫痫持续状态或在疾病急性期的患者有关。

（3）评估频率和特征：如果有"增加加"特征或频率大于2 Hz→苯二氮䓬（BZD）实验。

（4）临床及脑电图改善＝成功。

（5）脑电图改善伴或不伴临床改善＝继续监护，临床改善可能延后。

（6）如果无改善及正在发生的IIC→讨论有关的抗癫痫药物临床试验，进一步影像学检查（PET/SPECT），生化标志物。

二、脑电图常见名词

（一）双额区间断节律性慢波（FIRDA，图5-1）

1. 属于"额区间断性节律性 δ 活动"。

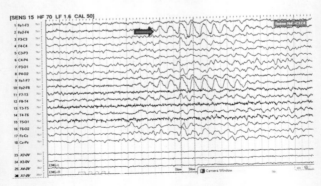

图5-1　FIRDA

2. FIRDA 波及前头部范围,双侧基本对称,有时可以一侧半球为主,或者在双侧半球间游走。

3. FIRDA 多见于中老年患者,但儿童 FIRDA 也不罕见。

4. FIRDA 是一种广泛起源的非特异性异常,部位差异与病因无关。

5. 多数情况下与病变部位也无明确关系。

(二)颞区间断节律性慢波(TIRDA,图5-2)

1. 属于"颞区间断性节律性 δ 活动"。

2. 表现为2.5～4 Hz 的 δ 和慢 θ 活动,节律或半节律间断发放,不如额区与枕区 IRDA 的波形与节律规整。

3. TIRDA 与癫痫,特别是颞叶癫痫或颞区病变有着密切的关系,多为一侧性,常同时存在颞区的痫样放电,故其临床意义与 FIRDA 明显不同。

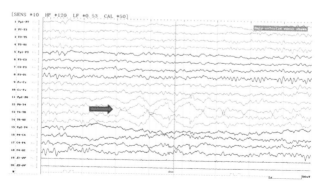

图5-2　TIRDA

（三）全面性周期性痫样放电（GPED，图5-3）

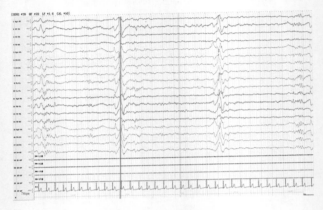

图5-3　GPED

如SSPE患者：

1. 广泛性周期样癫痫样放电。

2. GPED也称为广泛性周期性复合波，是某种突出于背景的广泛性棘波、尖波、慢波或复合波，以相似的间隔反复刻板出现。

3. 周期性波持续时间及间隔时间在不同疾病或病程的不同阶段有不同特征，属于一种严重的异常EEG现象，是脑功能受损的表现。

4. GPED的存在常常提示有急性或亚急性弥漫性脑病。

（四）局灶性偏侧性癫痫样放电（PLED，图5-4）

1. 周期性一侧性癫痫样放电PLED指癫痫样

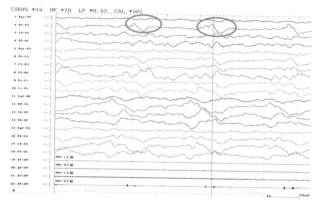

图5-4 PLED

放电(棘波、棘慢复合波、尖波、多棘波等)每间隔
1～2 s周期性反复出现在一侧半球或一侧局部。

　　2. 在双侧脑部病变时,可见双侧出现但各自独立
的PLED。

　　3. 罕见情况下,同侧半球内可出现两个周期和波
形各自独立的PLED。

　　4. PLED是一种严重的异常EEG现象,常提示有
严重的急性脑损伤。

第六章
肌肉及周围神经疾病

第一节　新发无力的诊疗

一、病史回顾

1. 现病史/既往史：关键症状的出现时间，包括眼外肌、延髓肌、肢体肌无力的出现时间及诱因；症状波动性。

2. 是否有胸腺异常及胸腺手术史、是否有危象史。

3. 已用免疫治疗的情况及药物疗效。

4. 既往史中注意询问有无其他自身免疫病病史及家族史。

5. 体格检查：疲劳实验、新斯的明实验、吞咽功能评估、呼吸功能、四肢近远端肌（远端伸腕伸指）。

6. 既往辅助检查结果：甲状腺功能、MG抗体、肌电图重复电刺激、胸腺及肺部CT。

二、实验室检查

1. HbA1c，尿素氮、肝功能、血常规、维生素 B_{12}、ESR、CRP、血清及尿免疫固定电泳、血气分析、甲状腺功能及自身抗体、肝炎三对半。

2. 血管炎筛查：ANCA、ANA、RF、补体、Ro/La、Sm、RNP抗体。

3. 感染：Lyme抗体、RPR、HIV抗体、结核杆菌 IFNγ释放试验、CMV、G试验、GM试验、血乳胶凝集试验（美罗华前筛查及机会感染筛查）、PCT、CRP、细菌真菌培养+药敏（合并感染时）。

4. 肌酸激酶、降钙素原、甲状旁腺素、Jo-1抗体（肌炎相关性抗体）。

5. MG相关抗体：AChR、Titin抗体及IgG分型（AChR阴性者需进一步查MuSK抗体和LRP4抗体，老年患者可加送RyR抗体），横纹肌抗体。

6. GQ-1b抗体（Miller-Fisher综合征）。

7. 副肿瘤综合征（一般无力症状罕见，但Hu抗体及CRMP5/CV2抗体除外）。

8. 当怀疑肉毒素中毒时需要联系CDC。

三、其他检查

1. 腰穿。

2. 脑、脊髓MRI。

3. 肌电图+重复电刺激。

4. 腹部B超。

5. 心电图。

6. 胸腺/肺部CT。

7. 肺功能。

8. 心超（除外心源性呼吸困难）。

9. 必要时：双侧大腿 + 双侧小腿肌肉MRI（T_1WI+脂肪抑制相）。

10. 如有中轴肌无力，需行肺部CT、肺功能测定、血气分析。

11. 如有胸闷心悸症状,需心超、Holter检查。

12. 强直性肌营养不良、先天性肌营养不良行头颅MRI。

13. 中老年皮肌炎高度建议PET-CT排查肿瘤。

14. 怀疑线粒体病者眼科会诊眼底摄片、五官科会诊行电测听,头颅MRI和头颅CT(排除小脑、基底节钙化),及血乳酸、血糖、血气分析。

第二节　重症肌无力(MG)

一、MG治疗常用药物及常用剂量

1. 胆碱酯酶抑制剂溴吡斯的明60 mg,每日3～4次。

2. 糖皮质激素,递增法和递减法强的松 0.75 mg/kg体重(可作为维持剂量)。

3. 硫唑嘌呤50 mg,每日2次,用药之前查TPMT基因,随访血常规、肝肾功能。

4. 他克莫司每日3 mg,分2次服用,1周后查他克莫司谷浓度,建议浓度＞4.8 ng/mL。

5. 霉酚酸酯500 mg,每日2次,随访血常规、肝肾功能。

6. CTX,每次0.6～1.0 g,总量8 g为1个疗程,注意水化和止吐药物联用。

7. 难治型AChR或Musk阳性:可选用利妥昔单抗(注意用药前完善感染相关筛查),选用100 mg第1天+500 mg第2天方案。

8. 危象前期或急需改善症状者可用静脉丙球

（0.4 g/kg，体重/天 × 5 d）、血浆置换、双膜法血浆过滤治疗。

9. 发生危象需及时给予人工通气，必要时气管切开。

10. 手术切除：胸腺瘤及AChR阳性全身型MG可行胸腺切除术。

11. 对症支持：根据吞咽功能选择饮食；根据血气选择呼吸支持类型；根据有无感染证据，行抗感染治疗。

二、MG的ICU管理

1. 尽早尝试BiPAP可有效推迟部分患者插管时间。患者可能需要频繁吸痰。

2. 明显高碳酸血症或低氧血症时，进行插管。进行动脉置管有助于频繁的血气分析。

3. 如若插管，需避免琥珀酰胆碱麻醉。

4. 根据患者实际情况决定是否开始或继续溴吡斯的明治疗（会引起分泌物增多），一般继续使用。若患者已插管，应该推迟使用。

5. 注意观察是否出现胆碱能危象：瞳孔缩小、唾液及支气管分泌物增多、出汗、心动过缓、腹泻。

6. 治疗：糖皮质激素（短期内会引起症状加重）、静脉丙球、血浆置换。

（1）静脉丙种球蛋白

- 一般疗程为5 d。

- 剂量：0.4 g/（kg·d），用5 d。

- 与患者沟通主要并发症：无菌性脑膜炎、高凝状态（脑卒中、深静脉血栓形成、肺栓塞、肾功能受损）。

（2）血浆置换

－需联系血库随时备血。

－通常事先评估血管情况，选择置换方式。

三、MG危象时禁忌药物

（一）抗生素类

1. 氨基糖苷类如庆大霉素、新霉素、妥布霉素。

2. 克林霉素。

3. 氟喹诺酮类如环丙沙星、左氧氟沙星、诺氟沙星。

4. 酮内酯如泰利霉素。

5. 万古霉素。

（二）心血管类药物

1. β受体阻滞剂如阿替洛尔、普萘洛尔、拉贝洛尔、美托洛尔。

2. 普鲁卡因胺。

3. 奎尼丁。

（三）其他药物

A型肉毒素、氯喹、羟氯喹、镁、青霉胺、奎宁。

（四）常见慎用

大环内酯类、甲硝唑、加巴喷丁、他汀类、锂盐、苯妥英钠、苯巴比妥、钙通道阻滞剂。

其他MG耐受性较好但可能加重MG病情的药物可查阅uptodate.com。

注意：糖皮质激素在治疗初期可引起MG症状明显加重，尤其在大剂量使用时，因此对这些患者需考虑ICU管理。

四、出院小结备注

1. 激素减量方法、可能的不良反应和预防用药。

2. 服用免疫抑制剂定期复查血常规、肝肾功能、血糖。

第三节　周围神经病诊疗常规

一、病史询问要点

1. 现病史/既往史：

– 周围神经相关症状出现时间，首发症状。如麻木、无力、疼痛。

– 症状首先出现在单/多肢体近/远端；由远及近/由近及远发展。

– 注意自主神经症状，如体位性低血压，胃肠道症状以及体重减轻。

2. 家族史。

3. 既往治疗，免疫抑制剂使用及其疗效评价。

二、拟诊周围神经病门诊医嘱

（一）检验

三大常规（血、尿、粪）、肝功能、肾功能、电解质、

DIC、血脂全套（需含同型半胱氨酸）、心肌酶谱、心肌标志物、Pro-BNP、血糖、HbAlc、血沉、CRP、TPPA、RPR、HIV。

（二）其他

维生素 B_{12}、叶酸、EPO、抗核抗体、ENA抗体谱、抗中性粒细胞浆抗体、抗心磷脂抗体、双链DNA定性、甲状腺功能全套、血免疫固定电泳、尿血免疫固定电泳、血游离轻链、尿轻链。

（三）检查

心电图、腹部B超、心超、神经内科肌电图、臂丛MR平扫（必要时）。

三、入院常规（根据临床初步诊断选择）

（一）化验

维生素 B_1、维生素 B_{12} 等维生素微量元素检查；抗内因子抗体；血清结区/结旁区新型抗体；血周围神经病抗体谱（必要时送脑脊液，如考虑CCPD或GQ1b谱系病等）；血髓鞘相关糖蛋白抗体（抗MAG抗体）；VEGF（血管内皮生长因子）；冷球蛋白；IgG4，ACE；激素全套；肿瘤标志物；血氨；补体、血清免疫球蛋白；特种蛋白；血尿串联质谱；细胞因子等。毒物鉴定、重金属测定；基因检测等。

（二）检查

头颅MR、脊髓MR、大小腿MR、肺部CT、SEP、

PET-CT。

(三) 操作

腰椎穿刺、神经活检、骨髓穿刺+活检(血+骨髓涂片、骨髓流式)、肠道黏膜活检、脂肪活检、唇腺活检、泪膜破裂试验。

(四) 治疗

1. 对因治疗: 激素, 丙种球蛋白, 血浆交换, 免疫抑制剂, 单克隆抗体等。

2. 对症治疗。

(五) 出院医嘱

药物不良反应, 药物调整方案, 随访时间。

四、格林巴利综合征(GBS)的ICU管理

1. 动脉血气及氧饱和度检测仪无法预测即将发生的呼吸衰竭。

2. 关注吸气负压(NIFs)/肺活量(VC)(Q8H/Q6H)。

3. 以下情况需考虑辅助通气

- FVC < 20 mL/kg (70 kg: 1.5 L)。

- 粗略估计肺活量: 不换气报数。10=1 L, 20=2 L。

- 吸气负压(NIFs)绝对值 < 30 cmH2O。

- 呼吸相关指标短时间内或较基础值降低30%以上。

4. BiPAP不是长期解决办法, 仅作为插管前的桥接。

5. 治疗: 静脉丙球[0.4 g/(kg · d), 用5 d]或血浆置换(隔日1次, 用5次, 每次约1 500 mL), 两者效果相当。

注意

GBS患者常合并自主神经功能紊乱: 如心律失常、血流动力学紊乱、胃瘫、麻痹性肠梗阻、尿潴留。

第七章

脑炎及脑膜炎

第一节 感染性脑炎诊疗常规

一、脑炎检查

1. 考虑：宿主状态（年龄、HIV、移植）及暴露（旅游、年龄、来源地）。

2. 腰穿（包括初始压力，细胞计数及分类，培养，IgG 指数和寡克隆带）。

3. 神经影像：CT 排除结构问题，所有无禁忌证的患者均进行 MRI 平扫和增强。

4. 对于非惊厥性癫痫持续状态考虑进行脑电图监测。

二、脑炎/脑膜炎的经验性治疗

1. 抗生素/抗病毒治疗不需要为了腰穿而延后，但有条件时建议先行腰穿检查然后尽早开展治疗。

2. 抽血培养，然后开始抗生素治疗同时进行腰椎穿刺。

三、抗生素/抗病毒

注：常用药物及剂量，需根据实际病原选择。

1. 万古霉素 1 g 每 12 h 1 次

2. 头孢曲松 2 g 每 12 h 1 次

3. 阿昔洛韦 10 mg/kg 每 8 h 1 次

4. 氨苄西林 2 g 静脉注射,每 4 h 1 次(对李斯特菌,大于 50 岁的患者,免疫抑制患者)。

5. 多西环素 100 mg 口服或静脉注射,每日 2 次(如果考虑布氏杆菌、支原体、立克次体、埃里克体病)。

– 对于青霉素患者过敏的替代治疗。

– 如果高度怀疑细菌性脑膜炎,给予抗生素前 15 min 给予地塞米松 10 mg 静脉注射以预防听力丧失。

继续治疗,直到培养阴性 48 h 及 HSV PCR 阴性(如果高度怀疑,重复 HSV PCR 及继续治疗)。

四、脑炎的病原学筛查

1. 常见:能在普通人群中发现,虽然有些不常见。临床判定后选择。

2. 罕见:需要特殊流行病学暴露/临床病史的疾病,除非有这些病史支持不要选择。推荐 ID 咨询。

3. 免疫抑制(IC):只在有严重免疫缺陷的患者中考虑——进展的 AIDS,骨髓移植,明确的免疫抑制药物。

4. 如果你不确定这些检查是否合适,请咨询上级医师。不要在无依据的情况下随意选择检查项目。具体脑炎特征部位及相关检测项目见表 7-1。

表 7-1　脑炎特征部位及相关检测

	边缘叶	基底节	脑炎	脑干脑炎	脑脊髓炎	部位无特征
常见	HSV-1（CSF PCR）梅毒（血 RPR TPPA）NMDA-R[1]（自免脑检测三方包，医院或第三方外送）副肿瘤[1]（自免脑检测包，医院或第三方外送）	西尼罗病毒（CSF IgG/IgM）流感病毒（流感病毒 A/B& RSV PCR）	水痘-带状疱疹病毒[2,3]（CSF PCR）李斯特菌（CSF培养）副肿瘤[1]（自免脑检测包，华山）	李斯特菌（CSF培养）西尼罗病毒（CSF IgM,IgG）虫媒病毒[2]TB[4]（血 T spot，CSF 分支杆菌培养，Xpert）NMO（血清 AQP4抗体）ADEM	西尼罗病毒（CSF IgM,IgG）水痘-带状疱疹病毒[2]（CSF PCR）莱姆病（CSF IgG/IgM）NMO（血清 AQP4 抗体）副肿瘤（自免脑检测包，医院或第三方外送）ADEM	肠道病毒[5]（CSF PCR）HIV（血抗体）支原体（血 IgM）
罕见	LGI-1（LGI-1抗体，CSF-Athena）	日本脑炎病毒圣路易斯脑炎病毒玻瓦桑病毒	Whipple（PCR CSF）布氏菌（血清 IgG/IgM，疾控或第三方）巴尔通体（血清 IgG/IgM）	肠道病毒71（CSF PCR）日本脑炎病毒布氏菌（血清 IgG/IgM）白塞病	日本脑炎病毒肠道病毒71（CSF PCR）蜱传病毒[2]（CSF IgM）脊髓灰质炎风疹病毒	组织胞浆菌病[5]（真菌培养，尿抗原）孢子菌病[5]（真菌培养）

（续表）

边缘叶	基底节	脑炎	脑干脑炎	脑脊髓炎	部位无特征
罕见		圣路易斯脑炎病毒 腮腺炎病毒 玻瓦桑病毒 EBV	急性出血性白质脑病		
IC	人类疱疹病毒6型（CSF PCR）		EBV（CSF PCR，血清 IgG/IgM）		巨细胞病毒（血清 PCR）	隐球菌[5]（CSF和血隐球菌凝集实验，csf真菌涂片和培养） JC/BK

注：
1) 脑病-自免脑评估：送血清及CSF。检测以下内容：NMDAR，VGKC，GAD65，GABA-B-R，AMPA-R，n型钙离子通道，P/Q型钙离子通道。
2) 虫媒病毒抗体包。
3) 如果高度怀疑，请与感染科商讨。血清/CSF抗VZV IgG指数对于慢性VZV血管炎最为敏感。注意VZV脑炎在成人中较儿童更常见。
4) 如果高度怀疑，和感染科商讨选择TB CSF Xpert。
5) 常会引起脑膜炎，但也能引起脑膜脑炎。
NGS测序可以第三方检测。

第二节　简单回顾脑炎非感染性病因

一、ADEM(及急性出血性白质脑病)

1. 常见发热及感染性症状。
2. 典型时发生在疾病末期或疫苗接种后。
3. MRI见急性脱髓鞘及不完整的环形强化。
4. 脑电图和脑脊液结果类似病脑。

二、结节病

1. 常见头痛,发作,以及颅神经病。
2. MRI见基底脑膜炎征象。
3. 腰穿结果类似病脑。
4. 寻找其他系统受累证据(肺部等)。
5. 血清ACE检测。

三、白塞病

1. 头痛及皮质脊髓束损害症状。
2. 脑脊液可见多中性粒细胞。
3. 患者常是地中海/亚裔,口腔/生殖器溃疡史。
4. MRI有脑干/皮质脊髓束受累征象。

四、激素反应性脑部伴自身免疫性甲状腺炎

1. 波动的行为及认知症状。
2. 脑脊液及MRI基本正常。
3. 查TPO抗体和(或)甲状腺球蛋白抗体。
4. 激素治疗敏感。

五、LGI1边缘叶脑炎

1. 精神障碍,面臂肌张力障碍发作,颞叶癫痫。

2. 脑脊液轻度异常或正常,MRI见颞叶T2高信号灶。

3. 血清LGI1抗体。

4. 低血钠。

六、抗NMDA-R脑炎

1. 进展性神经功能症状

→精神症状

→发作及自主神经功能障碍

→紧张症和昏迷

→癫痫

2. 查血及脑脊液(NM DAR)抗体。

3. MRI不典型,脑电图可能见 δ 波。

4. 查畸胎瘤(盆腔超声、CT)。

第三节 自身免疫性脑炎诊疗常规

一、病史书写要点

1. 神经系统首发症状的出现时间,有无前驱症状,核心症状的出现时间及演变(包括癫痫、精神行为异常、认知障碍、意识障碍、不自主运动、睡眠障碍、语言障碍、自主神经功能障碍、低钠血症、周围神经高兴奋表现)。

2. 是否外院诊治,如有,记录腰穿脑脊液压力,有核细胞数、蛋白、糖、氯化物;自身免疫性脑炎相关抗体；头颅MRI；脑电图。免疫治疗开始时间及方案。

3. 是否有既往脑炎症状发作史、肿瘤史，有无其他自身免疫病病史及家族史。

二、实验室检查和辅助检查

1. 常规实验室：血常规、肝肾功能、电解质、心肌酶谱、心肌标志物、Pro-BNP、HIV、RPR、TPPA、肝炎三对半。

2. 脑脊液检查：生化常规、寡克隆带、免疫指数分析、自身免疫性脑炎抗体；必要时病原学（NGS、脱落细胞）。

3. 免疫功能相关：ANA、ENA、ANCA、dsDNA、甲状腺功能及自身抗体、自身免疫性脑炎抗体、TB淋巴细胞亚群、肿瘤标志物全套、免疫球蛋白亚型及补体（IgG、IgM、IgA、C3和C4）、细胞因子（IL-2、IL-4、IL-6、IL-10、IL-12、IL-17、TNF α 和INF γ）。

4. 感染相关（如有感染可能或拟利妥昔单抗治疗前准备）：肺CT、CRP、血沉、结核杆菌IFN γ 释放试验、EBV抗体及DNA、CMV、G试验、GM试验、血乳胶凝集试验、PCT、尿常规、尿培养。

5. 辅助检查：头颅MRI平扫+增强、脑电图、海马MRI平扫、心电图、肿瘤筛查（根据抗体类型，重点肺、胸腺、卵巢、乳腺）。

三、治疗

1. 一线免疫治疗

（1）糖皮质激素，冲击治疗，一般甲泼尼龙500 mg静脉注射，每日1次起始，序贯减量。

（2）静脉丙球（0.4 g/kg，体重/日 × 5 d）。

（3）血浆置换（请输血科会诊），根据会诊要求备血浆及白蛋白。

2. 二线免疫治疗

（1）硫唑嘌呤 50 mg，每日 2 次，用药之前建议查 TPMT 基因，随访血常规，肝功能。

（2）吗替麦考酚酯 500 mg，每日 2 次，随访血常规、肝肾功能。

（3）CTX，每次 0.6～1.0 g，总量 8 g 为一疗程，注意水化、护胃，检测血常规、肝功能。

（4）复发或预防复发：利妥昔单抗（用药前必须完善感染相关筛查），一般 100 mg D1+500 mg D2，使用后每月监测血常规及淋巴细胞亚群。

3. 对症支持、并发症治疗：

（1）癫痫控制。

（2）精神症状控制。

（3）根据营养状态、吞咽功能选择饮食。

（4）根据意识、有无中枢性低通气、肺部感染、血气选择呼吸支持方式。

（5）根据有无感染抗感染治疗。

（6）康复治疗、其他对症及并发症治疗。

四、出院小结备注

1. 激素减量方法、可能的不良反应和预防用药。

2. 服用免疫抑制剂定期复查血常规、肝肾功能、淋巴细胞亚群、血 IgG 水平、血糖，避免感染，必要时髋关节检查。

第 八 章

常见神经系统退行性疾病

第一节 帕金森病诊疗要点

一、病史采集要点

1. 现病史需要包含以下内容：起病肢体侧，起病症状［震颤、动作慢（如笨拙；拖步；走路手不摆动）、僵硬感、走路不稳等］及出现时间（精确到月）；服用药物，起效时间；维持时间，是否有剂末现象、症状，是否有异常动作；是否易摔倒，是否活动时头晕，记忆情况，是否异常行为或幻觉。

2. 既往史：需要详细询问嗅觉减退、便秘、快动眼期睡眠行为障碍、抑郁、二便失禁、阳痿、环境毒物接触、药物服用史［致帕金森综合征的药物（氯丙嗪、氟哌啶醇、舒必利、奋乃静、氟桂利嗪、利舍平）］。

3. 家族史：家族中是否有人存在类似情况？具体情况。

4. 查体：生命体征部分BP包括卧位血压立位血压。

二、实验室及辅助检查

1. 头颅CT和MRI检查。

2. 伴有肌无力或肌萎缩需要肌电图检测。

3. 合并认知损害,建议行全套认知套餐。

4. 合并尿潴留或尿失禁需要残余尿和尿流动力学检查。

5. 年轻的患者如果怀疑肝豆状核变性,建议行角膜K-F环检查。

6. 表现为肢体跳动建议行EEG检查。

7. 为震颤鉴别或帕金森综合征鉴别,需要脑PET扫描(一般选用VMAT2+PDRP,详细可咨询运动障碍组)。

8. 生化检查:震颤,铜蓝蛋白、甲状腺功能、维生素B_{12}。

9. 特异性检查

(1)少动:铜蓝蛋白、脑炎自身抗体(亚急性起病),家族史或年轻发病建议全外显子测序(常显家族史和多人发病需考虑SCA可能,基因检测方法需要额外包括相关动态突变)。

(2)多动:血常规、血细胞涂片、脑炎自身抗体,家族史或年轻发病建议全外显子测序(常显家族史和多人发病需考虑SCA或HD可能)。

三、诊断及鉴别诊断

1. 诊断:原发性帕金森病、帕金森综合征、帕金森叠加综合征(若需要可进行H&Y评分或UPDRSIII评分)。

2. 鉴别诊断:帕金森病高危人群、帕金森病、帕金森综合征、帕金森叠加综合征(多系统萎缩、进行性核上性麻痹、额颞叶痴呆)。

四、出院小结

应该包括PET/MR/CT的检查时间及结论。

请警惕：不同运动障碍疾病的症状学特征在少动、多动上有可能出现很高的异质性。

第二节 认知功能障碍诊疗要点

一、患者基本信息及病史采集

1. 患者基本信息包括：教育程度（从小学到毕业教育年限）、联系电话，利手。

2. 现病史包含以下内容

（1）认知障碍起病形式

（2）起病时受损认知域

1）记忆（如近事遗忘明显，丢三落四，远期记忆是否受累）。

2）语言（命名障碍、自发语言失语法、理解力受损、复述障碍）。

3）执行（做事无条理）。

4）视空间（如迷路、踩空台阶）、注意力及出现时间（精确到月）。

5）是否情绪变化（如焦虑、抑郁情绪）、行为及性格改变（如刻板动作，做不合时宜的事、口欲变化、偷东西、缺乏同情心等）。

6）是否有幻觉。

7）是否合并运动障碍：起病肢体侧，起病症状［震颤、动作慢（如笨拙；拖步；走路手不摆动）及出现时间］。

8）是否合并失用，上述症状有无影响日常生活能力。

（3）症状进展形式（如缓慢进行性加重、阶梯样加重、症状平稳、有无波动）。

（4）服用药物（如多奈哌齐、卡巴拉汀、美金刚、甘露特纳）及疗效。

3. 既往史及家族史需询问

（1）脑卒中史。

（2）头颅外伤史。

（3）意识障碍史。

（4）癫痫史。

（5）全麻次数。

（6）饮酒史。

（7）吸烟史。

（8）怀疑帕金森综合征需要详细询问嗅觉减退、便秘、快动眼期睡眠行为障碍、抑郁、二便失禁、阳痿、环境毒物接触、药物服用史［致帕金森综合征的药物（氯丙嗪、氟哌啶醇、舒必利、奋乃静、氟桂利嗪、利舍平）］。

（9）家族史：家族中是否有人存在类似情况？具体情况。

4. 查体：生命体征部分BP包括卧位血压、立位血压。

二、实验室检查

除常规入院检验以外，需关注：叶酸、维生素B_{12}、

RPR+TPPA、抗HIV抗体、甲状腺功能、同型半胱氨酸、血氨。

三、辅助检查

1. 认知功能检查：每个患者均需完成筛查量表［简易智能状态检查（MMSE）、蒙特利尔认知评估量表（MoCA）、轻度行为障碍筛查量表（MBI-C）］。

2. 如患者教育年限低于6年，MoCA改为MoCA基础量表（MoCA-B），认知功能评估改为低教育版本。

3. 对于特殊亚型认知障碍的患者可进行详细筛查。

4. 如患者利手因肌力或肌张力影响执笔，认知功能评估改为偏瘫版本。

5. MMSE ＜ 10分，之后仅需完成家属评定部分。

6. 头颅MRI+DWI。

7. 海马MRI/3D高分辨T1WI脑结构MRI。

8. SWI（血管性认知障碍和卒中后认知功能障碍需完善）。

9. 脑电图。

10. 膀胱残余尿、24 h动态血压（路易小体痴呆/帕金森病痴呆/多系统萎缩/进行性核上性麻痹/皮质基底节综合征需完善）。

11. 基因检测（APoE基因）。

12. 腰穿（Aβ42、pTau、tTau）。

13. 或者PET-CT（对于不同亚型认知障碍的患者进行特殊选择）。

（1）阿尔茨海默病/轻度认知障碍/主观认知障

碍/行为变异型额颞叶痴呆/后部皮质萎缩/原发性进行性失语(语义性痴呆、寡词性失语):Aβ+FDG。

（2）路易小体痴呆/帕金森病痴呆/多系统萎缩:DAT+FDG。

（3）进行性核上性麻痹/皮质基底节综合征/原发性进行性失语(进行性非流利性失语:Tau+FDG)。

四、出院小结

应该包括神经心理测验评分/PET/MR/基因的检查时间及结论。

第九章

常见中枢神经系统脱髓鞘疾病

第一节　视神经脊髓炎谱系病（NMOSD）诊疗要点

一、病史采集要点

1. 就诊时间。

2. 关键症状的出现时间/加重时间，包括肢体麻木无力、视力下降视野缺损呃逆、二便异常或其他关键症状的出现时间及诱因。

3. 是否有既往发作史。

4. 已用免疫治疗的情况及药物疗效。

5. 既往史中注意询问有无其他自身免疫病病史（干燥综合征/类风湿性关节炎/SLE、甲状腺功能亢进症、白癜风/湿疹/硬皮病、肌炎/MG/NMO、其他）及家族史。

6. 抗体分型、临床分型。

7. EDSS评分（表9-1）。

二、实验室检查

1. 血常规、肝肾功能、电解质、心肌酶谱、HIV、TPPA、RPR、肝炎抗体、肿瘤标志物。

表9-1　EDSS评分

类　别	描　述
运动系统评分（　　）	0 = 正常 1 = 仅有体征，无残疾 2 = 轻度运动功能受限，容易疲劳和（或）1组或2组肌肉肌力4度 3 = a. 轻到中度的截瘫或偏瘫（2组以上肌肉肌力4度或1组或2组肌肉肌力3度），能对抗重力 　　b. 严重单瘫，1组肌肉肌力2度以下 4 = a. 明显的截瘫或偏瘫（2个肢体肌力2度） 　　b. 中度的四肢瘫（3个以上肢体肌力3度） 　　c. 严重单瘫，1个肢体肌力0或1度 5 = a. 截瘫，下肢全部肌群肌力0～1度 　　b. 偏瘫 　　c. 明显的四肢瘫（3个以上肢体肌力2度） 6 = 四肢瘫（四肢全部肌群肌力0度或1度）
感觉系统评分（　　）	0 = 正常 1 = 仅1或2个肢体轻度震动觉或轻触觉减退（手指写字） 2 = a. 轻度触痛或位置觉减退和（或）1或2个肢体中度震动觉减退 　　b. 3或4个肢体中度震动觉减退轻度震动觉或轻触觉减退 3 = a. 中度触痛或位置觉减退和（或）1或2个肢体震动觉消失 　　b. 3或4个肢体轻度触痛觉减退和/或各种本体感觉中度减退 4 = a. 重度触痛或位置觉减退或本体感觉消失，单独或联合的1或2肢体 　　b. 中度触痛减退和（或）2个肢体以上的重度本体感觉减退 5 = a. 1或2个肢体感觉丧失 　　b. 中度触痛减退和（或）头以下身体大部分本体感觉丧失 6 = 头以下身体感觉丧失

（续表）

类 别	描 述
视觉系统评分 系统评分 （ ） 转换评分 （ ） 计算EDSS评分时视觉系统评分应该做转换：6＝4；5＝3；4＝3；3＝2；2＝2；1＝1	0＝正常 1＝视盘苍白和（或）小盲点和（或）最差眼视敏度1.0以下但在0.67以上 2＝a. 大盲点和（或）最高视敏度0.67～0.34 b. 大盲点或中度视野损害和（或）最高视敏度0.33～0.2 3＝a. 重度视野损害和（或）最高视敏度0.1～0.2；2b+最高视敏度低于0.3 b. 最高视敏度0.1以下；3a分+较好眼的最高视敏度在0.3以下 4＝3b分+较好眼的最高视敏度在0.3以下
小脑功能评分 （ ）	0＝正常 1＝仅有体征，无残疾 2＝轻度共济失调 3＝a. 中度躯干共济失调 b. 中度肢体共济失调 4＝全部肢体和躯干严重的共济失调 5＝因共济失调无法完成共济运动 X＝肌无力，影响小脑功能检查
脑干功能评分 （ ）	0＝正常 1＝仅有体征 2＝中度眼震和（或）其他轻度的颅神经损害 3＝重度眼震和（或）明显的眼球运动障碍和（或）其他中度的颅神经损害 4＝明显的构音障碍和（或）其他重度的颅神经损害 5＝无法吞咽或讲话

（续表）

类别	描述
膀胱直肠功能评分系统评分（　）转换评分（　） 膀胱/直肠功能评分转化如下：6=5,5=4,4=3,3=3,2=2,1=1	0 = 正常 1 = 轻度尿迟疑，尿急和（或）便秘 2 = 中度尿迟疑和（或）尿急和（或）偶尔尿失禁和（或）严重便秘 3 = 频繁尿失禁或间断的自行导尿；需要持续人工排空直肠；需要持续导尿 4 = 膀胱直肠功能丧失，导尿或膀胱直肠造瘘 5 = 膀胱直肠功能丧失
大脑功能评分（　）	0 = 正常 1 = 仅有情绪改变（不影响 EDSS）/ 轻度疲乏 2 = 轻度精神迟滞 / 中重度疲乏 3 = 中度精神迟滞 4 = 重度精神迟滞 5 = 痴呆
EDSS 总分（　） 计算 EDSS 评分时视觉系统、膀胱/直肠功能应使用转化后得分	0.0 神经检查正常（所有的功能系统评分都为 0） 1.0 没有残疾，只有 1 个功能系统的轻度异常体征（1 个 FS1） 1.5 没有残疾，有超过 1 个功能系统的轻度异常体征（>1 个 FS1） 2.0 累及 1 个功能系统的轻度残疾（1 个 FS2，其他 FS0 或 1） 2.5 累及 2 个功能系统的轻度残疾（2 个 FS2，其他 FS0 或 1） 3.0 累及 1 个功能系统的中度残疾或累及 3～4 个功能系统的轻度残疾；行走不受限 3.5 行走不受限，1 个功能系统的中度残疾（1 个 FS3，其他 FS0 或 1），合并有 1～2 个系统的评分为 2；或 2 个功能系统的评分为 3；或 5 个功能系统的评分为 2（其他是 0 或 1） 4.0 行走不受限；即使有累及 1 个功能系统的较为严重的残疾（评分 4 分，或超过前几步总和的分级），其他系统为 0～1 分，但生活能自理，起床行走时间 >12 h；不休息独立行走超过 500 m

（续表）

类　别	描　述
EDSS 总分 （　　） 计算 EDSS 评分时视觉系统、膀胱/直肠功能应使用转化后得分	4.5 行走不受限；每天大多数时间可以站立，能完成正常工作，但活动部分受限并需要少许帮助；特点是累及 1 个功能系统的相对严重的残疾（评分 4 分，或超过前几步总和的分级），其他系统为 0～1 分；不休息独立行走超过 300 m 5.0 残疾严重，影响日常生活和工作；不休息独立行走 200 m；1 个功能系统的评分为 5 分，或低于前几步总和分级，其他系统为 0～1 分 5.5 不休息独立行走 100 m；残疾严重，影响日常生活和工作；1 个功能系统的评分为 5 分，或低于前几步总和分级，其他系统为 0～1 分 6.0 间歇行走，或一侧辅助下行走 100 m，中间休息或不休息；2 个以上的神经功能系统评分 > 3+ 6.5 双侧辅助下可以行走 20 m，中途不休息；2 个以上的神经功能系统评分 > 3+ 7.0 辅助下行走不超过 5 m，活动限于轮椅上，可独立推动轮椅；轮椅上的时间超过 12 h；1 个以上的功能系统评分为 4+，少数情况下锥体束评分为 5 分 7.5 几乎不能行走，生活限于轮椅上，辅助下才能挪动，不能整天待在标准的轮椅上，需要自动轮椅；1 个以上的功能系统评分为 4+ 8.0 活动限于床、椅、轮椅，每天有一定时间在轮椅上活动；生活可以部分自理，上肢功能正常；几个功能系统的评分为 4+ 8.5 每天大多数时间卧床；生活部分自理，上肢保留部分功能；几个功能系统评分为 4+ 9.0 卧床不起，可以交流，吃饭，大多数功能系统评分为 4+ 9.5 完全卧床不起，不能正常交流，吃饭，大多功能系统评分为 4+ 10.0 死于多发性硬化，直接死因为呼吸麻痹，昏迷，或反复痫性发作。

2. 血清：AQP4、GFAP、MOG 抗体，淋巴细胞亚群。

3. ANA、ENA、ANCA、ACA、dsDNA、T3、T4、TPO、ATG 等，必要时自免脑抗体。

4. 血沉、CRP、免疫球蛋白、补体、IL-6。

5. 结核筛查（T-spot 或 X-spert）。

6. 细胞因子。

7. 脑脊液生化常规、寡克隆带、IgG index、自免脑抗体、脱落细胞、mNGS。

三、辅助检查

1. 心电图、心超、肺 CT、腹部 B 超，骶髂关节平片或 CT。

2. 确认 MRI 病灶位置（颈髓、胸髓、腰骶髓 MRI 平扫/增强；头颅 MRI 增强）。

3. 眼科相关检查：视力、视野、眼底照相、OCT，视神经 MRI 平扫加增强。

四、治疗

1. 糖皮质激素。

2. 丙种球蛋白/血浆置换。

3. 免疫抑制剂。

4. 对症支持：根据吞咽功能选择饮食；根据血气呼吸支持；根据有无感染证据，行抗感染治疗。

5. 饮食、生活方式指导。

五、出院前评估

1. 患者主诉症状抑制情况。

2. 临床分型。

3. 治疗后 EDSS（见表 9-1）。

4. 健康教育、门诊随访时间、激素减量方法、可能的不良反应和预防用药、服用免疫抑制剂，定期复查血常规、肝肾功能、血糖。

第二节　多发性硬化(MS)诊疗常规

一、病史采集要点

1. 发病时间/加重时间/诱因、就诊时间。

2. 临床分型（RRMS、SPMS、PPMS）。

3. EDSS 评分、MSFC 评分、MMSE 评分。

4. 现病史/既往史：关键症状的出现时间，包括肢体麻木无力、视力下降视野缺损、二便异常或其他关键症状的出现时间及诱因。是否持续加重（若是，持续时间）。

－是否有既往发作史。

－已用免疫治疗的情况及药物疗效。

－既往史中注意询问有无其他自身免疫病病史及家族史。

5. 是否合并自身免疫性疾病

－干燥综合征/类风湿性关节炎/SLE

－甲状腺功能亢进症

－白癜风/湿疹/硬皮病

－肌炎/MG

二、实验室检查

1. 血清学：血常规、生化全套、HIV、TPPA、RPR、肝炎抗体、AQP4、GFAP、MOG抗体，淋巴细胞亚群、系统性自身抗体全套（如ANA、ENA、ANCA、ACA、dsDNA）、T3、T4、TPO、ATG、血沉、CRP、自免脑抗体、补体、IL-6、结核筛查（T-spot或X-spert），肿瘤标志物。

2. 脑脊液生化常规、寡克隆带、IgG index、AQP4、MOG、GFAP抗体、（脱落细胞、mNGS必要时），自免脑抗体。

三、辅助检查

1. 心电图、心脏超声、肺CT、腹部B超，骶髂关节平片或CT。

2. 头颅MRI平扫+增强、SWI。

3. 视力、视野、眼底、OCT、高低对比度视力检测。

4. 视神经MRI平扫+增强（选做）。

5. 颈髓、胸髓、腰骶髓MRI平扫+增强（根据实际病情选择节段）。

6. 腰穿。

四、治疗

1. 糖皮质激素。

2. 丙种球蛋白/血浆置换。

3. 疾病修饰治疗（特立氟胺、芬戈莫德、西帕莫德、富马酸二甲酯等）。

4. 对症支持：根据吞咽功能选择饮食；根据血气选择呼吸支持；根据有无感染选择抗感染治疗，氨吡啶可改善行走功能。

五、健康教育

1. 多发性硬化（科普：病因、临床表现、用药教育）。

2. 激素减量方法、可能的不良反应和预防用药。

3. 使用疾病修饰治疗定期复查血常规、肝肾功能，门诊随访时间。

第十章
神经科急症的处理

第一节 脑室系统及脑积水、脑疝综合征

一、脑室系统（图10-1）

1. 四叠体池。
2. 鞍上池。
3. 桥池。
4. 延池。
5. 小脑延髓池。

环池从四叠体池延伸到中脑。

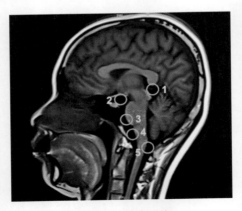

图10-1 脑室系统

二、脑脊液流动

侧脑室
↓
室间孔（Monro孔）
↓
第三脑室
↓
中脑导水管（裂）
↓
第四脑室
↓
第四脑室中央孔和外侧孔
↓
蛛网膜下腔和中央管

三、脑疝综合征（图10-2）

A. 颞叶沟回疝：颞角内侧向中间移位。

体征：病变侧瞳孔固定和散大。患侧眼可能不能外展，同时有前庭眼反射抑制（VORs）。

B. 中心性天幕裂孔疝（中央疝）：间脑、脑干向下移位，导致网状上行激活系统受压。

体征：昏迷，尿崩，Parinaud's综合征（眼球上视/会聚不能）。

C. 大脑镰疝：扣带

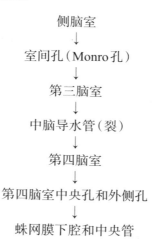

图10-2 脑疝综合征

回,肼周动脉,同侧大脑前动脉移位。

体征:对侧下肢无力,尿便功能损害。

D. 小脑扁桃体疝:颅内压增高,导致脑干向下移位,小脑扁桃体疝入枕骨大孔,导致第四脑室受压。

体征:嗜睡,高血压,颈抵抗,咳嗽后症状迅速加重。

E. 颞叶疝压迹现象:小脑幕压迫对侧大脑脚和中脑,导致同侧无力及对侧瞳孔扩大。

四、脑积水及脑疝影像表现

见图10-3和图10-4。

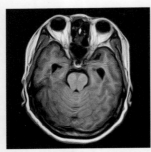

颞角增大

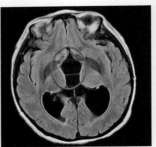

第三脑室扩大

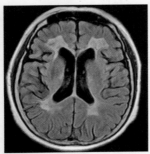

脑室周脑水肿+侧脑室增大

图10-3　脑积水

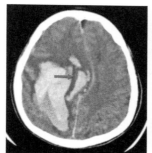

大脑镰疝

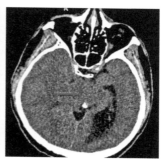

海马疝

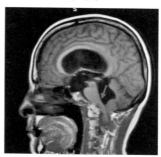

扁桃体疝

图10-4　脑疝

第二节　颅内压升高的应对

一、颅内压升高的主要原因

颅内压升高是指颅腔内容物的体积增加或颅腔容积缩小超过颅腔可代偿的容量所致。

1.脑组织本身的体积增加（脑水肿），分为：

（1）血管源性脑水肿（脑组织间水分增加），见于急性颅脑损伤或颅脑手术后;脑的炎性反应,脑梗死、脑出血以及各种脑肿瘤引起的血管源性脑水肿。

（2）细胞毒性水肿（脑细胞内水分的增加），见于各种原因引起的脑缺氧,各种毒血症,包括尿毒症、肝性昏迷、药物中毒、职业中毒等。

（3）混合型脑水肿。

2. 脑血流增加:高血压;颅内血管性疾病;碳酸血症;静脉压增高。

3. 脑脊液过多:脑脊液生成过多,脑脊液吸收障碍或脑脊液循环通路阻塞如各种原因引起的蛛网膜粘连,见于各种脑膜炎、脉络丛疾病,特殊药物作用等。

4. 颅内占位性病变:颅内血肿、颅内脓肿、颅内寄生虫、颅内新生物。

5. 颅腔狭小。

二、监测颅内压的方法

主要包括硬膜外监测,蛛网膜下腔内监测,脑实质内监测,侧脑室监测（图10-5）。

三、何时行颅内压监测

（一）存在颅脑外伤

GCS评分≤8分同时CT显示颅内占位效应或者CT正常但合并以下情形。

1. 年龄＞40岁。

2. 运动功能障碍。

3. 收缩压＜90 mmHg。

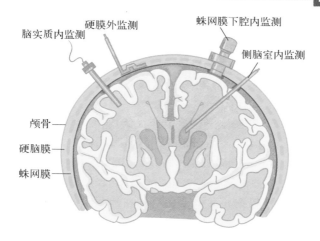

脑实质内监测　硬膜外监测　蛛网膜下腔内监测

侧脑室内监测

颅骨

硬脑膜

蛛网膜

图10-5　监测颅内压的方法

（二）不存在颅脑外伤

无严格的颅内压管理指南。总的来说如果患者存在颅高压危险因素的临床表现时需要行颅内压监测，如以下几点。

1. 脑室内出血、蛛网膜下腔出血。

2. 中线移位、脑疝、基底池受压消失。

3. 颅高压体征：单侧或双侧瞳孔固定或散大，去皮质体位/去大脑体位，心动过缓，高血压和（或）出现低通气。

四、颅内压管理的重要公式

1. 脑灌注压（CPP）=平均动脉压（MAP）－颅内压（ICP）

颅内压监测的最终目的是实现颅内灌注压的稳

定和达到最优的水平。颅脑外伤协会的指南建议为了实现良好生存预后,目标的颅内灌注压需要维持在 60～70 mmHg,颅内灌注压＞70 mmHg 时,患者发生急性呼吸窘迫症(ARDS)的概率更高(Crit Care Med 1999)。

颅内压的病理性升高定义为颅内压＞20 mmHg 并持续超过 5～10 min。

2. 脑血流量(CBF)=脑灌注压/脑血管阻力(CVR)

通常来说,脑血管阻力(ATP 依赖的生理调节过程)能够根据血压的变化对脑血流量进行较大范围的调整平衡。在颅脑外伤的患者中,脑组织的缺血导致这种自动调节的消失。因此,脑血流量被动地随着颅内灌注压的变化而变化,从而导致脑血流量由于平均动脉压的波动和脑灌注压的波动而剧烈波动,如图 10-6 所示。

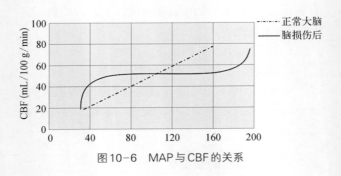

图 10-6　MAP 与 CBF 的关系

五、高渗治疗前的颅内压管理

1. 一般原则。

2. 出入液量管理：目标是容量平衡，渗透压维持在等渗或高渗状态。

3. 限制自由水总量（胃肠道内摄入，1/2生理盐水，5%葡萄糖），静脉应用充足的生理盐水或林格液。

4. 应激管理：提供充足的镇静治疗。

5. 血压管理：目标是尽可能减少低血压和高血压（无心动过速时给予尼卡地平，有心动过速时给予β受体阻滞剂）的发生，以维持充足的脑灌注压通常平均动脉压＞65能提供充足的脑灌注压（避免过度治疗引起低血压！！）。

6. 控制呼吸：避免低氧血症，保证$PO_2 > 60\ mmHg$或氧饱和度＞90%；$PaCO_2$（$35 \sim 40\ mmHg$）。

7. 体位：头位抬高$30° \sim 45°$，保持颈部伸直，避免包裹压迫颈静脉回流。

8. 发热：严格控制体温，目标体温是正常的体温。

（1）需要注意的是低温疗法是治疗难治性颅内压增高的Ⅲ级推荐。可使用冰盐水、冰毯等降温。低温疗法的相对禁忌证是活动性出血或并发感染；

寒战的应对

应用 bairhugger 系统

药物

- 间断杜冷丁 $25 \sim 50\ mg/h$ 静脉注射或持续滴定
- 丙泊酚 $10 \sim 300\ mg/h$
- 每 $6\ h$ 应用丁螺环酮 $20\ mg$
- 右托咪定 $0.1 \sim 1\ \mu g/(kg \cdot h)$

寒战症状严重时可联用镇静药和麻醉药物

（2）如果采用低温疗法：需要在应用12 h和24 h复查电解质、血糖、血常规、血培养，警惕低钾血症的发生。

六、高渗疗法

1. 脑水肿最常用的治疗措施是高渗疗法，可采用20%甘露醇或7.5%～23.4%高渗盐水。［在MRCCRASH（Lancet 2005）临床试验中探讨了激素治疗的应用，试验显示应用激素治疗后死亡率增高。因此，不推荐应用激素治疗，除非患者的颅内压增高的原因是由于肿瘤占位效应所致］。

2. 高渗治疗决策及指标监测

（1）若应用甘露醇

－最好每6 h监测血电解质、渗透压、血糖、肌酐。

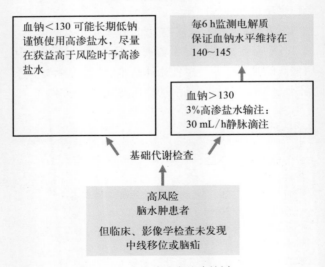

图10-7　高渗治疗的决策树1

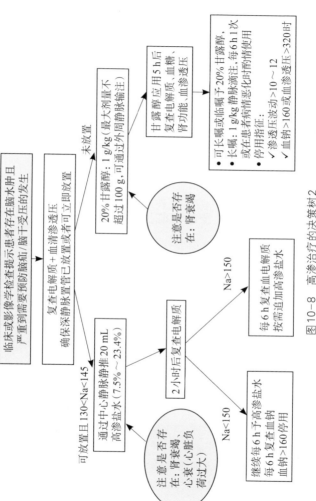

临床或影像学检查提示患者存在脑水肿且严重到需要预防脑疝/脑干受压的发生

↓

复查电解质 + 血清渗透压
确保深静脉置管已放置或者可立即放置

→ 未放置 →

20% 甘露醇：1 g/kg（最大剂量不超过 100 g，可通过外周静脉输注）

注意是否存在：肾衰竭

→

甘露醇应用 5 h 后
复查电解质，血糖、肾功能、血渗透压

• 可长嘱或临嘱于 20% 甘露醇，每 6 h 1 次
• 长嘱：1 g/kg 静脉滴注，或在患者病情恶化时酌情使用

停用指征：
✓ 渗透压波动 >10～12
✓ 血钠 >160 或血渗透压 >320 时

可放置且 130<Na<145

通过中心静脉推 20 mL 高渗盐水（7.5%～23.4%）

注意是否存在：肾衰竭、心衰（心脏负荷过大）

→ 2 小时后复查电解质

→ Na>150 → 每 6 h 复查血电解质
按需追加高渗盐水

→ Na<150 → 继续每 6 h 高渗盐水
每 6 h 复查血钠
血钠 >160 停用

图 10-8 高渗治疗的决策树 2

－监测血压，避免低血压的发生。

（2）若应用高钠

－最好每6 h监测血钠。

（3）若高钠和甘露醇联合应用

－每日行基础代谢检查（评估肾功能，两者均可导致急性肾小管坏死，甘露醇对肾损伤更大）。

－定期复查胸片。

－如果存在硬膜下血肿，需要在启动高渗治疗24～48 h后复查头颅CT，检查硬膜下血肿体积是否有增大。

七、顽固性高颅压或者临床病情恶化的处理

1. 极量应用高渗脱水治疗——高渗盐水＋甘露醇，治疗如下

－起始：复查血液指标的同时给予甘露醇

－2 h后：给予23%高渗盐水

－3 h后（距起始治疗5 h）：急查血指标

－1 h后（距起始治疗6 h）：再次给予甘露醇治疗（如果查血指标无停用指征）。

－再次给予静脉推注23%高渗盐水（如果血钠＜160）。

－神经外科会诊——是否放置脑室外引流装置或行去骨瓣减压术。

2. 其他证据级别较低的干预措施

－温和的低温疗法。

－加强镇静治疗。

－巴比妥药物诱导的昏迷治疗。

－临时给予过度通气。

八、何时拔除脑室外引流

1. 脑室外引流通常置于 $10\ cmH_2O$（过高则会导致引流量减少）。

2. 当急性脑损伤恢复同时患者病情稳定后，可考虑拔除脑室外引流。

3. 当脑室外引流拔除前，应逐渐将外引流装置抬高至 $20\ cmH_2O$。

4. 如果临床查体显示颅内压维持稳定，可考虑夹闭引流管，夹闭外引流装置 24 h 后行 CT 平扫。

5. 如果 CT 平扫及临床查体持续显示患者病情稳定，拔除外引流装置。

> 目标是将脑灌注压力（CPP）维持在 $60\sim70\ mmHg$，保持颅内压 $< 20\ mmHg$。

第三节 镇静剂及 ICU 谵妄

一、常见谵妄诱因

1. 药物（阿片类，苯二氮䓬类，抗胆碱能）。

2. 低血压。

3. 疼痛。

4. 便秘，尿潴留。

5. 高碳酸血症。

6. 中毒/代谢性脑病。

7. 焦虑。

8. 撤药反应。

9. 颅内压增高。

二、谵妄的危险因素

1. 既往存在痴呆。

2. 高血压史。

3. 酗酒。

4. 入院时病情严重。

5. 昏迷。

6. 苯二氮䓬类。

7. 机械通气的成人ICU患者具有谵妄高风险。右美托咪定较苯二氮䓬类谵妄风险可能较小。

三、谵妄的治疗

1. 非典型抗精神病药（如喹硫平）可能减少成人ICU患者谵妄的时间。

2. 减少谵妄的策略：减少患者插管时间，早期运动或锻炼，关注睡眠（控制噪声及光亮，集中进行患者护理，减少夜间刺激）。

3. 神经科ICU常用的镇静剂及镇痛剂见表10-1。

第四节　癫痫持续状态（SE）

一、癫痫持续状态定义

（一）SE定义不断更新

1. 癫痫发作持续足够长时间，或频繁地发作，而

表10-1 神经科ICU常用的镇静剂及镇痛剂

药物	剂量(kg·min)	起效时间及半衰期	优点	监控指标及并发症
丙泊酚	0~83 μg/(kg·min)	1~2 min; 3~10 min; 随着使用时间增加而延长	镇静、催眠、抗焦虑, 顺行性遗忘	低血压, CK, 丙泊酚输液综合征, 甘油三酯; 淀粉酶/脂肪酶
盐酸右美托咪定	0.2~0.7 μg/(kg·h) [最大剂量1.5 μg/(kg·h)]	5~10 min; 最长3 h (患者在停用药期间可被唤醒)	容易唤醒, 刺激去除后仍回到镇静状态, 谵妄少见	心动过缓 (心脏传导阻滞禁用), 经验比丙泊酚少; 价格昂贵
芬太尼	0~100 μg/h (一般剂量为1~2 μg/h)	1~2 min; 30~60 min (延长使用时间可达9~16 h)	常用于呼吸机对抗; 围手术期。如果使用.配合软便剂	低血压, 呼吸衰竭 (非辅助通气), 便秘, 耐受性
咪达唑仑	0~5 mg/h (用作镇静)	2~3 min; 3 h	抗焦虑.顺行性遗忘	低血压.呼吸衰竭

在发作间期意识没有恢复（ILAE 1981）。

2. 1次癫痫发作持续30 min以上，或频繁发作，2次发作间歇期意识不恢复（ILAE 1993）。

3. 全是惊厥性SE持续时间定义为5 min（成人或大于5岁儿童），或2次发作间歇期意识不恢复（Lowensein 1999）。

4. 超过这种发作类型大多数患者的持续时间后，发作仍然没有停止的征象，或反复癫痫发作，在发作间期中枢神经系统的功能没有恢复到基线（ILAE 2001）。

5. 连续临床或EEG发作至少5 min，或反复癫痫发作，在发作间期没有恢复到基线（NCS 2012，ILAE 2015）。

（二）非惊厥性癫痫持续状态（NCSE）

NCSE是指持续脑电发作导致的非惊厥性临床症状，通常定义为发作超过30 min，诊断NCSE需具有明确的、可证实的超过30 min的行为、意识状态或感知觉改变；并具有脑电图持续或接近持续的阵发性放电。由于NCSE症状隐匿，病因多样，临床未能得到足够认识和重视，尚缺乏统一治疗规范指南。其主要治疗方案是寻求病因，进行针对性干预，其余治疗原则同惊厥性SE，只是治疗可相对保守。

（三）惊厥性癫痫持续状态（GCSE）

癫痫持续发作超过30 min，或反复发作2次以上且发作间歇期意识无法恢复正常；连续临床或EEG发作至少5 min，或反复癫痫发作，在发作间期没有恢复到基线。

（四）难治性SE

当足够剂量的一线抗 SE 药物，如苯二氮䓬类药物、后续另一种抗癫痫药物（anti-seizure medication, ASMs）治疗仍无法终止惊厥发作和脑电图仍有痫性放电时（难治性SE时间界定通常超过60 min）。

（五）超难治性SE

麻醉药物治疗SE超过24 h，临床发作或脑电图痫样放电仍无法终止或者出现复发者。

注意：

－在临床上，癫痫发作发超过5 min，常无法自行终止，最终仍需药物治疗。

－2015年国际抗癫痫联盟《癫痫持续状态的新定义和分类》对 SE 进行了新定义和分类，将导致持续发作的时间定义为（T1），将导致神经元不可逆损伤的时间定义为（T2）（表10-2）。

表10-2 癫痫持续状态定义和分类

发 作 类 型	T1	T2
强直阵挛发作	5 min	30 min
伴意识障碍的部分性发作	10 min	>60 min
失神癫痫持续状态	10～15 min	未确定

－SE的预后随着病程的延长而恶化。

－在临床操作过程中，应将 T1 视为临床干预的时间点。

- 8%～30%有额叶前方和边缘系统损害(AMS)的ICU患者可能有非惊厥持续状态。

二、癫痫持续状态入院备忘录

1. 回顾既往癫痫史。

2. 是否漏药?

3. 入院前用药。

4. 指尖血糖(回顾chart找寻现场资料)。

5. 血常规、基础代谢检查、肝功能、尿或血清毒物。

6. 尿酸和胸片。

7. 抗癫痫药物浓度。

8. 神经影像。特别对于既往无癫痫病史的患者,或有会进展病灶(如肿瘤出血)引起的癫痫。

9. 预约床旁持续脑电监测。

10. 腰穿检查(发作间期)。

三、终止全面性惊厥性癫痫持续状态的推荐流程

见表10-3。

四、用药注意事项

1. 丙戊酸

(1) 初始剂量10～20 mg/kg

(2) 禁忌证:肝病,线粒体病。

(3) 目标浓度:总浓度50～100。

(4) 1 h后测浓度。

(5) 加量时测血氨。

表 10-3 终止全面惊厥性癫痫持续状态的推荐流程

观察期（0～5 min）	第一阶段（5～20 min）	第二阶段（20～40 min）	第三阶段 40～60 min 三线治疗	超难治癫痫
气道，呼吸循环，神经功能检查 记录癫痫发作时间，监测生命体征 要生命体征 面罩/鼻导管吸氧，必要时行气管插管 持续脑电监护指示 建立静脉通道，完成电解质、血生化常规、毒物筛查、ASM浓度	苯二氮䓬类推荐用于初始治疗 选择如下三种一线治疗药物之一： - 咪达唑仑 IM 10 mg，单剂量 - 地西泮 IV 常规剂量 5～10 mg，如有必要可以重复 10 mg（最大速度 5 mg/min） 主要不良反应：呼吸抑制 如果以上都不能使用，选择以下之一： - 劳拉西泮 IV 15 mg/kg，单剂量 主要不良反应：中枢抑制 地西泮直肠给药 0.2～0.5 mg/kg，最大 20 mg，单剂量 主要不良反应：呼吸抑制 - 咪达唑仑经鼻给药，咪达唑仑经口给药	如发作未能终止，启动第二阶段静脉治疗（二线治疗） - 丙戊酸静脉滴注 IV 15～45 mg/kg [<6 mg/(kg·min)] 团注，给药时间 5 min 不要给有肝病史的患者 主要不良反应：急性胰腺病（肝性、黄疸状氨）、血小板减少，低血压，药物相互作用，胰腺炎 - 左乙拉西坦 IV 1 000～3 000 mg 主要不良反应：烦躁，肾脏疾病需调整 苯妥英比妥 IV 15～20 mg/kg（50～100 mg/min） 主要不良反应：中枢抑制 苯妥英钠：18 mg/kg（50 mg/min）	该期没有明确的证据指导治疗 转入 ICU，气管插管机械通气，持续脑电监测，静脉给药终止 RSE 丙泊酚：2 mg/kg 负荷静注，可追加 1～2 mg/kg 直至发作控制，然后维持 1～10 mg/(kg·h) 维持（注意：持续应用可能导致丙泊酚输注综合征） 咪达唑仑：0.2 mg/kg 负荷量静注，后续持续静脉泵注 [0.05～0.40 mg/(kg·h)] 苯巴比妥 [负荷剂量 5～10 mg/kg，后 0.5～3 mg/(kg·h)]	该期没有明确的证据指导治疗 静脉氯胺酮 静脉镁 肠促胰激酶 免疫调节治疗（静脉激素、丙种球蛋白、PLEX、SAGE实验） 生酮饮食 如果有病灶进行手术 低温 电休克

2. ASMs的最大效果并不会立即出现！静脉药物控制SE后，使用苯二氮䓬类来药物口服桥接治疗，之后再根据情况增加其他抗癫痫药。

第五节　心脏骤停后诱导下低体温

心脏骤停后诱导下低体温可改善以下患者预后：院内室颤（IIa）或院外非室颤，院内心脏骤停（IIb）。目标温度为33℃，但有研究表明36℃可能是等效的。患者低温24 h，然后在接下来超过24 h缓慢复温。

1. 操作前要点

（1）心脏骤停时间。

（2）心脏骤停到CPR时间。

（3）初始记录到的心律。

（4）无脉时间（分组）。

（5）自发循环恢复（ROSC）时间。

（6）可能病因。

（7）心脏骤停期间用药。

（8）目前生命体征。

（9）实验室结果。

2. 其他治疗

（1）是否需要高渗治疗。

（2）床头抬高30°。

（3）低温前建立动脉通路。

（4）膀胱/食道温度计。

（5）麻醉：丙泊酚或咪达唑仑。

（6）肌肉松弛：顺苯磺酸阿曲库铵，维库溴铵。

（7）Bair Hugger™动力充气型升温仪预防颤抖，逐步升温。

（8）冰袋或周围静脉/股静脉输入冷的生理盐水30 mL/kg（4℃，输注时间＞30 min）。

（9）维持平均动脉压＞64～70 mmHg（最初的指南＞90 mmHg）。

3. 监测

（1）每1 h检查瞳孔直至复温，之后每2 h检查瞳孔。

（2）低温开始后1 h复查动脉血气，基础代谢检查，全血细胞分析

（3）基线脂肪酶/淀粉酶，肝功能，血培养×2，尿常规/尿培养，SpCx。

（4）每日查乳酸。

（5）全血细胞分析，基础代谢检查，动脉血气，血培养每12 h 1次。

4. 检查

（1）长时程脑电监测：低温开始时就开始监测，如果有癫痫，用抗癫痫药。如果为癫痫持续状态，考虑爆发抑制（burst suppressing）。

（2）复温后48 h复查CT和（或）MRI。

（3）心脏骤停/复温后48 h行SSEP检查。

（4）神经元烯醇化酶（NSE）。

5. 预后不佳因素

（1）查体：脑干反射消失。

（2）注意：低温时的运动查体不可靠。

（3）长时程脑电监测：癫痫或癫痫持续状态，无

反应性低温脑电图,难治性肌阵挛。

（4）NSE：＞33 μg/L（与更严重的损伤相关）。

（5）SSEPs：双侧N20波消失。

（6）MRI：弥漫性低氧损伤。

第六节　脑死亡判定

引自：国家卫生健康委员会脑损伤质控评价中心《中国成人脑死亡判定标准与操作规范（第二版）》

一、定义

脑死亡指包括脑干在内的全脑功能不可逆转的丧失，即死亡。

二、脑死亡判定标准

（一）判定先决条件

1. 昏迷原因明确：原发性脑损伤引起的昏迷原因包括颅脑外伤、脑出血和脑梗死等；继发性脑损伤引起的昏迷原因主要为心跳骤停、麻醉意外、溺水和窒息等所致的缺血缺氧性脑病。对昏迷原因不明确者不能实施脑死亡判定。

2. 排除了各种原因的可逆性昏迷：可逆性昏迷原因包括急性中毒，如一氧化碳中毒，乙醇中毒；镇静催眠药抗精神病药、全身麻醉药和肌肉松弛药过量、作用消除时间延长和中毒等；休克；低温（膀胱、直肠、肺动脉内温度≤32℃）；严重电解质及酸碱平衡紊乱；严重代谢及内分泌功能障碍，如肝性脑病、肾性脑病、低血糖或高血糖性脑病等。

（二）临床判定标准——3项临床判定标准必须全部符合

1. 深昏迷：拇指分别强力按压受检者两侧眶上切迹或针刺面部，面部未出现任何肌肉活动。GCS评分为2T分（运动=1分，睁眼=1分，语言=T）。检查结果需反复确认。

2. 脑干反射消失：瞳孔对光反射、角膜反射、头眼反射、前庭眼反射、咳嗽反射。上述5项脑干反射全部消失，即可判定为脑干反射消失，但需反复检查确认。如果5项脑干反射检查缺项，应至少重复可判定项目2次（间隔5 min），并增加确认试验项目。

3. 无自主呼吸：依赖呼吸机维持通气，自主呼吸激发试验证实无自主呼吸。

（三）确认试验标准——3项确认试验至少2项符合

1. 脑电图——显示电静息。

2. SLSEP——正中神经SLSEP显示双侧N9和（或）N13存在，P14、N18和N20消失。

3. TCD——显示颅内前循环和后循环血流呈振荡波、尖小收缩波或血流信号消失。

4. 确认试验顺序

确认试验项目的优选顺序依次为EEG、SLSEP、TCD。确认试验须至少2项符合脑死亡判定标准。如果EEG或SLSEP与TCD联合，可降低判定的假阳性率，提高判定的一致性。如果TCD检查受限，可参考CTA或DSA检查结果。

5.脑死亡判定步骤

第1步:进行脑死亡临床判定,符合判定标准(深昏迷、脑干反射消失、无自主呼吸)的进行下一步。

第2步:进行脑死亡确认试验,至少2项符合脑死亡判定标准的进行下一步。

第3步:进行脑死亡自主呼吸激发试验,验证无自主呼吸。

(1)判定次数:在满足脑死亡判定先决条件的前提下,3项临床判定和2项确认试验完整无疑,并均符合脑死亡判定标准,即可判定为脑死亡。如果临床判定缺项或有疑问,再增加一项确认试验项目(共3项),并在首次判定6 h后再次判定(至少完成一次自主呼吸激发试验并证实无自主呼吸),复判结果符合脑死亡判定标准,即可确认为脑死亡。

(2)判定人员:脑死亡判定医师均为从事临床工作5年以上的执业医师(仅限神经内科医师、神经外科医师、重症医学科医师、急诊科医师和麻醉科医师),并经过规范化脑死亡判定培训。脑死亡判定时,至少两名临床医师同时在场(其中至少一名为神经科医师),分别判定,意见一致。

第一节 呼吸衰竭

一、急性呼吸衰竭处理

1. 心肺检查（肺、双测血压、肺部杂音、有无颈静脉怒张）。

2. 检查辅助通气设备。

3. 评估疼痛。

4. NIFs/VC。

5. 胸片。

6. ECG（ST段，RHS指征）。

7. 动脉血气/静脉血气。

将VBG（静脉血气）转换为ABG（动脉血气）：

- VBG PH 加 0.03
- HCO_3 值减 $1 \sim 2$ meq
- PCO_2 值减 $3 \sim 8$

---

8. NT-proBNP, trops, D-二聚体。

9. 血尿素氮/肌酐。

10. 查询既往心超/心电图。

11. 考虑是否需要肺栓塞CT检查。

12. 若考虑肺炎,考虑使用抗生素。

> 注意:动脉血气对哮喘或COPD急性加重不敏感。

二、辅助通气

1. 技巧一——降低CO_2:加快呼吸频率或潮气量。

– 分钟通气=潮气量 × 呼吸频率=CO_2清除的量。

– 起始潮气量为6～8 ml/kg理想体重(PBW)

– ARDSNET试验显示给予ARDS患者低潮气量通气(4～6 mL/kg PBW)增加患者生存期。

2. 技巧二——增加O_2:增加PEEP、FiO_2。

– PEEP帮助维持肺泡打开。过度扩张会影响血液回流。一般不超过12～15 cmH_2O。常规为5 cmH_2O。需注意理论上增加PEEP有增加颅内压的风险。

3. 辅助通气常规使用模式(可咨询呼吸机组调整参数)

(1)呼吸顺应性:利用肺及胸壁自身的能力扩张。一般100 mL/cmH_2O。肺炎,肺不张、水肿、气胸会使呼吸顺应性下降。

(2)辅助控制:需要的患者自身呼吸能力最少。预先设定呼吸次数。患者可触发额外呼吸。

(3)容量控制:预先设定每次呼吸容量,不论所需压力大小。肺部顺应性差=需要更大的压力。

(4)压力控制:预先设定呼吸机给予的压力。潮气量取决于肺顺应性。肺顺应性差的患者获得的潮气量低。

（5）压力支持：不设定频率。给予的潮气量取决于肺部顺应性。呼吸气流停止后呼吸机给予PEEP+PS，然后压力回归预先设定的PEEP基础值。高呼吸频率及低潮气量是PS不充分的标志。调整PS至VT约为6 mL/kg。

4. 判断撤呼吸机时机

（1）插管原因是否解决。

（2）患者是否可遵指令。

（3）能自行咳嗽及呕吐反应。

（4）血流动力学稳定，无须升压、无代谢紊乱征象。

（5）患者吸痰频率。

（6）患者是否可耐受PSV给氧浓度＜50%及PEEP＜8 cmH$_2$O。

（7）气囊是否漏气（仅在你知道最初插管时气囊已有漏气时有帮助）。

（8）浅快呼吸指数是否够低。＞105预示拔管失败。

（9）是否可耐受自主呼吸试验。

三、动脉血气分析（ABG）

（一）pH ＜ 7.36

1. PCO$_2$ ＞ 40：呼吸性酸中毒（低通气）

（1）原因

－中枢：镇静剂。

－神经肌肉接头：肌肉/胸壁无力。

－肺/呼吸道：COPD，阻塞性睡眠呼吸暂停。

（2）治疗：无创正压通气（NIPPV）或机械通气

（若 pH < 7.3 可考虑临时用静脉碳酸氢钠处理）

2. HCO_3 < 24：代谢性酸中毒

（1）阴离子间隙 $AG = Na - (Cl + HCO_3) = 12 +/- 2$

1）AG > 12：无法检测的阴离子，如器官性酸中毒、磷、硫酸

– 检查：酮，乳酸，BUN/Cr，毒物。

– 病因：酮症、乳酸酸中毒（缺血，线粒体功能障碍：败血症、恶性肿瘤、乙醇中毒、DKA、HIV、二甲双胍、核苷类反转录酶抑制剂、利奈唑胺、氰化物），肾衰，摄入（检查渗透压间隙）。

2）AG < 12：低白蛋白或高阳离子（Mg，Ca，K，Li，IgA MM）

– 检查：尿阴离子间隙 UAG（尿 Na – K – Cl）。

– UAG+ = 早期肾衰，肾小管酸中毒 I、IV、II。

– UAG– = 尿中 NH4 分泌 = 胃肠液丢失、瘘、输尿管分流、乙酰唑胺。

（2）代谢性酸中毒治疗

– 如有高血钾需治疗。较少静脉用碳酸氢钠，一般用于桥接透析。

– 纠正代谢性酸中毒可能导致低血钾。

（二）pH > 7.44

1. PCO_2 < 40：呼吸性碱中毒（过度通气）

（1）原因

– 中枢：疼痛、焦虑、发热、孕酮、脑干梗死。

– 系统性：ASA、脓毒、怀孕、肝硬化、甲亢。

– 低氧血症（通气与血流灌注比 V/Q 失调）：肺栓

塞、哮喘、间质性肺病、肺炎、肺水肿。

（2）治疗：纠正低氧血症，调整通气控制。

2. $HCO_3 > 24$：代谢性碱中毒

（1）检查尿氯。

（2）尿氯 > 20：盐抵抗。

（3）高血压：醛固酮增加（RAS），库欣病，Liddle病，Licorice病。

（4）非高血压：低钾血症，Milk-Alkali综合征，利尿剂，Bater综合征，Gitelman综合征。

（5）尿氯 < 20：盐反应性。

（6）利尿剂、容量不足、呕吐、胃肠减压、高碳酸血症、充血性心力衰竭。

（7）治疗：积极补充氯化钾。若对生理盐水反应良好，单次快注。若患者有充血性心力衰竭和利尿性碱中毒，考虑保钾利尿剂。

（8）若 $pH > 7.6$，持续容量超负荷，乙酰唑胺或氯化钾＋袢利尿剂并密切监测血钾。

第二节　发　热

一、感染性原因

1. 常见原因

（1）细菌。

（2）血管内导管相关感染。

（3）手术部位感染。

（4）呼吸机相关肺炎。

（5）肺部、泌尿道、颅内或腹腔感染。

（6）血流感染。

（7）皮肤软组织感染。

2. 其他原因

（1）胆管炎。

（2）憩室炎。

（3）积脓。

（4）心内膜炎。

（5）腹膜内脓肿。

（6）脑膜炎。

（7）肌坏死。

（8）坏死性筋膜炎。

（9）化脓性关节炎。

（10）鼻窦炎。

（11）化脓性血栓性静脉炎。

二、非感染性原因

1. 常见原因

（1）非结石胆囊炎。

（2）肾上腺功能不全。

（3）良性术后发热。

（4）药物热。

（5）胰腺炎。

（6）甲状腺危象。

（7）输液反应。

（8）自身炎症性疾病。

（9）自身免疫性疾病。

2. 其他病因

（1）急性呼吸窘迫综合征（迟发）。

（2）烧伤。

（3）药物过量（例如，阿司匹林，抗胆碱药物）。

（4）药物/酒精戒断。

（5）痛风。

（6）颅内出血。

（7）缺血性肠炎。

（8）恶性肿瘤。

（9）恶性高热。

（10）心肌梗死。

（11）精神药恶性综合征。

（12）嗜铬细胞瘤。

（13）癫痫。

（14）血清素综合征。

（15）血栓栓塞疾病。

（16）血管炎。

（17）中枢性发热，

第三节　低钠血症

低钠血症病因诊断思路见图11-1。

脑耗盐综合征（cerebral salt wasting, CST）：多见于SAH。实验室检查结果与SIADH相似。必须找到容量不足依据（如低血压、皮肤弹性降低、红细胞比容增加、BUN/Scr比值升高），因为与SIADH治疗不同，通过等张溶液补充容量后，Na水平会好转，而SIADH则要求限水（一般SIADH为排除性诊断）。

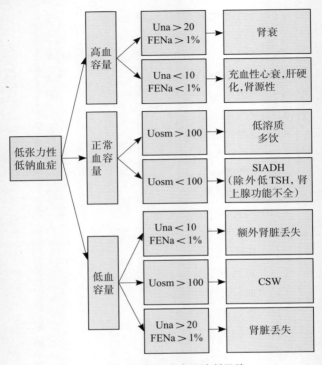

图 11-1 低钠血症病因诊断思路

Una：尿钠；FENa：滤过钠排泄分数（肾小球滤过钠和尿排泄钠百分率）

缩略词表

ABG	Arterial Blood Gas	动脉血气
AChR	Acetylcholine Receptors	乙酰胆碱受体
ADEM	Acute Disseminated Encephalomyelitis	急性播散性脑脊髓炎
AMS	Altereel Mental Status	意识状态损害
ARDS	Acute Respiratory Distress Syndrome	急性呼吸窘迫综合征
ASMs	Anti-seizure Medications	抗癫痫发作药物
BP	Blood Pressure	血压
BZDs	Benzodiazepine	苯二氮䓬类药物
CAA	Cerebral Amyloid Angiopathy	淀粉样脑血管病
CADASIL	Cerebral Autosomal Dominant Arteriopathy with Subcortical Infarcts and Leukoencephalopathy	常染色体显性遗传病合并皮质下梗死和白质脑病
CBF	Cerebral Blood Flow	脑血流量
CCPD	Combined Central and Peripheral Demyelination	中枢和周围神经系统联合脱髓鞘疾病
CDC	Centers for Disease Control	疾病预防控制中心
CE	Cardioembolism	心源性栓塞

CEEG	Continuous Electroencephalography	连续脑电图监测
CMV	Cytomegalovirus	巨细胞病毒
CNS	Central Nervous System	中枢神经系统
COPD	Chronic Obstructive Pulmoriary Disease	慢性阻塞性肺疾病
CPP	Cerebral Perfusion Pressure	脑灌注压
CSF	Cerebrospinal Fluid	脑脊液
CSW	Cerebral Salt Wasting	脑耗盐综合征
CVST	Cerebral Venous Sinus Thrombosis	颅内静脉和静脉窦血栓形成
EEG	Electroencephalogram	脑电图
EPO	Erythropoietin	促红细胞生成素
FIRDA	Frontal Intermittent Rhythmic Delta Activity	双额区间断节律性慢波
GBS	Guillain-Barre Syndrome	格林巴利综合征
GCS	Glasgow	GCS 昏迷评分
GCSE	Generalized Convulsions Status Epilepticus	惊厥性癫痫持续状态
GPDs	Generalized Periodic Discharge	全面性周期发作
GPEDs	Generalized Periodic Epileptiform Discharges	全面性周期性痫样放电
HD	Huntington's Disease	亨廷顿舞蹈症
HRMRI	High-Resolution Magnetic Resonance Imaging	高分辨率磁共振成像
IC	Immunosuppression	免疫抑制

ICH	Intracerebral Hemorrhage	脑出血
ICP	Intracranial Pressure	颅内压
IICs	Ictal-Interictal Continuum	发作期——发作间期连续体
IV	Intravenous Injection	静脉注射
LAA	Large-Artery Atherosclerosis	大动脉粥样硬化型
LAC	Lacunar Infarction	腔隙性卒中
LP	Lumbar Puncture	腰椎穿刺
LPDs	Lateralized Periodic Discharges	局灶性周期发作
m NGS	metagenomics Next Generation Sequencing	宏基因组测序
MAP	Mean Arterial Pressure	平均动脉压
MCA	Middle Cerebral Artery	大脑中动脉
MELAS	Mitochondrial Myopathy, Encephalopathy, Lactic Acidosis and Stroke-like Episodes	线粒体脑肌病伴高乳酸血症和脑卒中样发作
MG	Myasthenia Gravis	重症肌无力
MS	Multiple Sclerosis	多发性硬化
NCSE	Nonconvulsive Status Epilepticus	非惊厥性癫痫持续状态
NMOSD	Neuromyelitis Optica Spectrum Disorder	视神经脊髓炎谱系疾病
NSE	Neuron-Specific Enolase	神经元烯醇化酶
OCT	Optical Coherence Tomography	光学相干断层扫描技术
PACI	Partial Anterior Circulation Infarct	部分前循环卒中

PLED	Periodic Lateralized Epileptiform Discharges	局灶性偏侧性癫痫样放电
POCI	Posterior Circulation Infarct	后循环卒中
PPMS	Primary Progressive MS	原发进展型多发性硬化
PRES	Posterior Reversible Encephalopathy Syndrome	可逆性后部脑病综合征
PRMS	Progressive Relapsing MS	进展复发型多发性硬化
RHS	Right Heart Strains	右心劳损征象
ROSC	Return of spontaneous circulation	自发循环恢复
RRMS	Relapsing Remitting MS	复发缓解型多发性硬化
RCVS	Reversible Cerebral Vasoconstriction Syndrome	可逆脑血管收缩综合征
rtPA	Recombinant Tissue Plasminogen Activator	重组组织纤溶酶原激活物
SAH	Subarachnoid Hemorrhage	蛛网膜下腔出血
SAO	Small-Artery Occlusion	小动脉闭塞性或腔隙性卒中
SCA	Spinocerebellar Ataxia	脊髓小脑性共济失调
SE	Status Epilepticus	癫痫持续状态
SEP	Sensory Evoked Potential	体感诱发电位
SIADH	Syndrome of Inappropriate Antidiuretic Hormone Secretion	抗利尿激素分泌失调综合征
SLE	Systemic Lupus Erythematosus	系统性红斑狼疮

SLSEP	Short-Latency Somatosensory Evoked Potential	短潜伏期体感诱发电位
SOE	Stroke of Other Determined Etiology	其他已知病因的卒中
SPMS	Secondary Progressive MS	继发进展型多发性硬化
SSEP	Short latency Somatosensory Evoked Potential	短潜伏期体感诱发电位
SSPE	Subacute Sclerosing Panencephalitis	亚急性硬化性全脑炎
SUE	Stroke of Undetermined Etiology	病因未明的卒中
TACI	Total Anterior Circulation Infarct	完全前循环卒中
TCD	Transcranial Doppler	经颅多普勒超声
TGA	Transient Global Amnesia	短暂性全面遗忘
TIA	Transient Ischemia Attack	短暂性脑缺血发作
TIRDA	Temporal Intermittent Rhythmic Delta Activity	颞区间断节律性慢波
TPO	Thrombopoietin	促血小板生成素
VBG	Venous Blood Gas	静脉血气
VEGF	Vascular Endothelial Growth Factor	血管内皮生长因子
VORs	Vestibular-ocular Reflex Suppression	前庭眼反射抑制
VW-MRI	Vessel Wall MR Imaging	颅内血管壁成像
VZV	Varicella-Zoster Virus	水痘带状疱疹病毒

参考文献

[1] Nambiar V, Sohn SI, Almekhlafi MA, et al. CTA Collateral Status and Response to Recanalization in Patients with Acute Ischemic Stroke [J]. American Journal of Neuroradiology, 2013, 35(5): 884.

[2] Albers GW, Marks MP, Kemp S, et al. Thrombectomy for Stroke at 6 to 16 Hours with Selection by Perfusion Imaging [J]. N Engl J Med, 2018, 378(8): 708−18.

[3] Nogueira RG, Jadhav AP, Haussen DC, et al. Thrombectomy 6 to 24 Hours after Stroke with a Mismatch between Deficit and Infarct [J]. N Engl J Med, 2018, 378(1): 11−21.

[4] Chen ZM. CAST: randomised placebo-controlled trial of early aspirin use in 20000 patients with acute ischaemic stroke [J]. Lancet, 1997, 349(9066): 1641.

[5] The International Stroke Trial (IST): a randomised trial of aspirin, subcutaneous heparin, both, or neither among 19435 patients with acute ischaemic stroke. International Stroke Trial Collaborative Group [J]. Lancet, 1997, 349(9065): 1569−81.

[6] Wang Y, Wang Y, Zhao X, et al. Clopidogrel with aspirin in acute minor stroke or transient ischemic attack [J]. N Engl J Med, 2013, 369(1): 11−9.

[7] Chimowitz MI, Lynn MJ, Derdeyn CP, et al. Stenting versus aggressive medical therapy for intracranial arterial stenosis [J]. N Engl J Med, 2011, 365(11): 993−1003.

[8] Diener HC, Cunha L, Forbes C, et al. European Stroke Prevention Study. 2. Dipyridamole and acetylsalicylic acid

in the secondary prevention of stroke [J]. J Neurol Sci, 1996, 143(1−2): 1−13.

[9] Group ES, Halkes PH, van Gijn J, et al. Medium intensity oral anticoagulants versus aspirin after cerebral ischaemia of arterial origin (ESPRIT): a randomised controlled trial [J]. Lancet Neurol, 2007, 6(2): 115−24.

[10] Adjusted-dose warfarin versus low-intensity, fixed-dose warfarin plus aspirin for high-risk patients with atrial fibrillation: Stroke Prevention in Atrial Fibrillation III randomised clinical trial [J]. Lancet, 1996, 348(9028): 633−8.

[11] Investigators AWGotA, Connolly S, Pogue J, et al. Clopidogrel plus aspirin versus oral anticoagulation for atrial fibrillation in the Atrial fibrillation Clopidogrel Trial with Irbesartan for prevention of Vascular Events (ACTIVE W): a randomised controlled trial [J]. Lancet, 2006, 367(9526): 1903−12.

[12] Connolly SJ, Ezekowitz MD, Yusuf S, et al. Dabigatran versus warfarin in patients with atrial fibrillation [J]. N Engl J Med, 2009, 361(12): 1139−51.

[13] Patel MR, Mahaffey KW, Garg J, et al. Rivaroxaban versus warfarin in nonvalvular atrial fibrillation [J]. N Engl J Med, 2011, 365(10): 883−91.

[14] Granger CB, Alexander JH, McMurray JJ, et al. Apixaban versus warfarin in patients with atrial fibrillation [J]. N Engl J Med, 2011, 365(11): 981−92.

[15] National Institute of Neurological D, Stroke rt PASSG. Tissue plasminogen activator for acute ischemic stroke [J]. N Engl J Med, 1995, 333(24): 1581−7.

[16] Hacke W, Kaste M, Bluhmki E, et al. Thrombolysis with alteplase 3 to 4.5 hours after acute ischemic stroke [J]. N Engl J Med, 2008, 359(13): 1317−29.

[17] Furlan A, Higashida R, Wechsler L, et al. Intra-arterial prourokinase for acute ischemic stroke. The PROACT II study: a randomized controlled trial. Prolyse in Acute

Cerebral Thromboembolism [J]. JAMA, 1999, 282(21): 2003-11.

[18] Broderick JP, Palesch YY, Demchuk AM, et al. Endovascular therapy after intravenous t-PA versus t-PA alone for stroke [J]. N Engl J Med, 2013, 368(10): 893-903.

[19] Berkhemer OA, Fransen PS, Beumer D, et al. A randomized trial of intraarterial treatment for acute ischemic stroke [J]. N Engl J Med, 2015, 372(1): 11-20.

[20] Goyal M, Demchuk AM, Menon BK, et al. Randomized assessment of rapid endovascular treatment of ischemic stroke [J]. N Engl J Med, 2015, 372(11): 1019-30.

[21] Jovin TG, Chamorro A, Cobo E, et al. Thrombectomy within 8 hours after symptom onset in ischemic stroke [J]. N Engl J Med, 2015, 372(24): 2296-306.

[22] Campbell BC, Mitchell PJ, Kleinig TJ, et al. Endovascular therapy for ischemic stroke with perfusion-imaging selection [J]. N Engl J Med, 2015, 372(11): 1009-18.

[23] North American Symptomatic Carotid Endarterectomy Trial C, Barnett HJM, Taylor DW, et al. Beneficial effect of carotid endarterectomy in symptomatic patients with high-grade carotid stenosis [J]. N Engl J Med, 1991, 325(7): 445-53.

[24] Brott TG, Hobson RW, 2nd, Howard G, et al. Stenting versus endarterectomy for treatment of carotid-artery stenosis [J]. N Engl J Med, 2010, 363(1): 11-23.

[25] Chimowitz MI, Lynn MJ, Howlett-Smith H, et al. Comparison of warfarin and aspirin for symptomatic intracranial arterial stenosis [J]. N Engl J Med, 2005, 352(13): 1305-16.

[26] Zaidat OO, Fitzsimmons BF, Woodward BK, et al. Effect of a balloon-expandable intracranial stent vs medical therapy on risk of stroke in patients with symptomatic intracranial stenosis: the VISSIT randomized clinical trial [J]. JAMA, 2015, 313(12): 1240-8.

[27] Vahedi K, Hofmeijer J, Juettler E, et al. Early decompressive surgery in malignant infarction of the middle cerebral artery: a pooled analysis of three randomised controlled trials [J]. Lancet Neurol, 2007, 6(3): 215−22.

[28] Jauss M, Krieger D, Hornig C, et al. Surgical and medical management of patients with massive cerebellar infarctions: results of the German-Austrian Cerebellar Infarction Study [J]. J Neurol, 1999, 246(4): 257−64.

[29] Baharoglu MI, Cordonnier C, Al-Shahi Salman R, et al. Platelet transfusion versus standard care after acute stroke due to spontaneous cerebral haemorrhage associated with antiplatelet therapy (PATCH): a randomised, open-label, phase 3 trial [J]. Lancet, 2016, 387(10038): 2605−13.

[30] Anderson CS, Heeley E, Huang Y, et al. Rapid blood-pressure lowering in patients with acute intracerebral hemorrhage [J]. N Engl J Med, 2013, 368(25): 2355−65.

[31] Qureshi AI, Palesch YY, Barsan WG, et al. Intensive Blood-Pressure Lowering in Patients with Acute Cerebral Hemorrhage [J]. N Engl J Med, 2016, 375(11): 1033−43.

[32] Mendelow AD, Gregson BA, Rowan EN, et al. Early surgery versus initial conservative treatment in patients with spontaneous supratentorial lobar intracerebral haematomas (STICH II): a randomised trial [J]. Lancet, 2013, 382(9890): 397−408.

[33] Cooper DJ, Rosenfeld JV, Murray L, et al. Decompressive craniectomy in diffuse traumatic brain injury [J]. N Engl J Med, 2011, 364(16): 1493−502.

[34] Hutchinson PJ, Kolias AG, Timofeev IS, et al. Trial of Decompressive Craniectomy for Traumatic Intracranial Hypertension [J]. N Engl J Med, 2016, 375(12): 1119−30.

[35] Edwards P, Arango M, Balica L, et al. Final results of MRC CRASH, a randomised placebo-controlled trial of intravenous corticosteroid in adults with head injury-outcomes at 6

months [J]. Lancet, 2005, 365(9475): 1957-9.

[36] Chesnut RM, Temkin N, Carney N, et al. A trial of intracranial-pressure monitoring in traumatic brain injury [J]. N Engl J Med, 2012, 367(26): 2471-81.

[37] Andrews PJ, Sinclair HL, Rodriguez A, et al. Hypothermia for Intracranial Hypertension after Traumatic Brain Injury [J]. N Engl J Med, 2015, 373(25): 2403-12.

[38] Cooper DJ, Nichol AD, Bailey M, et al. Effect of Early Sustained Prophylactic Hypothermia on Neurologic Outcomes Among Patients With Severe Traumatic Brain Injury: The POLAR Randomized Clinical Trial [J]. JAMA, 2018, 320(21): 2211-20.